老中医教你面诊

你的面色反映你的健康状况

北京中医药大学教授 专业指导

马惠芳 良石 席翠平◎编著

中国纺织出版社

内容提要

人的面部与身体健康有着十分密切的联系。了解面部的变化与疾病的关系，就能更好地把握健康。本书概述了人的面部与五脏六腑的关系，从面部的异常变化所对应的疾病说起，帮助你全面认识面部反馈的健康信息，准确解读身体健康的信号，从而全面预防和治疗疾病。

使用本书能够让你对中医面诊有一个全新的理解，并让你成为自己的健康专家。

图书在版编目（CIP）数据

老中医教你面诊／马惠芳，良石，席翠平编著.—北京：中国纺织出版社，2010.3(2024.4重印)

ISBN 978-7-5064-6132-0

Ⅰ.①老… Ⅱ.①马…②良…③席… Ⅲ.①望诊（中医）-基本知识 Ⅳ.①R241.2

中国版本图书馆CIP数据核字（2009）第217388号

策划编辑：尚石 李美华　　责任编辑：毕仕林

责任印制：储志伟　　装帧设计：天下书装

中国纺织出版社出版发行

地址：北京市朝阳区百子湾东里A407号楼　邮政编码：100124

销售电话：010-67004422　传真：010-87155801

http://www.c-textilep.com

E-mail:faxing @ c-textilep.com

三河市延风印装有限公司印刷　　各地新华书店经销

2010年3月第1版　2024年4月第2次印刷

开本：787× 1092　1/16　印张：10

字数：100千字　定价：58.00元

序

任何疾病在治疗之前，都必须做出正确的诊断才能做到有的放矢。无论西医的“视、触、叩、听”，还是中医的“望、闻、问、切”，无不将观察人体表征的诊病方法列于首位。《灵枢·本脏篇》指出：“视其外应，以知内脏，则知其病矣。”《灵枢·五色篇》中则进一步指出：“以五色命五脏，青为肝，赤为心，白为肺，黄为脾，黑为肾。”《难经》中提出“望见其五色，以知其病”。这些无不说明了人体内部的健康状况，可以通过观察体表外在的特征而获得。

在诸多望诊中，面诊、手诊相对简便易学，便于实践。面诊通过视觉和触觉的感受，依据面部不同部位的征象，进行疾病的预测、诊查、治疗，以了解人体健康或疾病状况的一种特殊诊断方法。它通过对面部形态、颜色、纹理等各方面的观察，动态而直观地提示出人体健康状况的发展趋向，从而为保健治疗提供客观而丰富的诊断资料。

本书从面诊的基础知识入手，详细介绍了面部不同部位形态、颜色、纹理等变化对健康的提示信息，内容深入浅出，版面图文并茂。通过阅读本书，相信你对自己的健康一定能够做到望而知之的境界。

于北京中医药大学

Preface
前言

健康对于每一个人来说，都是生活幸福和事业成功的动力源泉，而对于任何人来说，健康都是一个需要不断经营的巨大工程。不管是饮食还是生活方式，都需要全面调养，你才能够保持身体的健康。而为了更好地把握自己和家人的健康，学习一些简单的诊病方法十分重要。

中医面诊就是这样一种简便、有效的诊病方法。中医讲究“望、闻、问、切”，通过查看患者的面色，倾听患者的诉说，询问患者的感受，以及感觉患者的脉搏，就能够判断一个人的疾病，从而对症施治。这种看似玄妙的诊病方法其实集合了中医的智慧，遵循了人体的经络系统原理。通过观察你和家人的面部和五官，就能够帮助你很好地判断和预防疾病。

在日常生活中，我们很容易发现，一些身体有问题的人往往脸色看上去不好。由此可见，根据脸色诊病操作很方便。根据阴阳五行和经络系统，我们可以由人面部的异常来判断一个人哪个部位可能有问题。也就是说，人体的内脏器官在面部都有一个相应的反射部位，只要观察这些部位，就能够发现人体内脏器官的问题。

对于每一个人来说，最好的健康医生就是自己。这是因为，只有自己才能够切实感受到身体的微妙变化。所以，聆听自己身体的声音，就可以解读自己的健康信息，从而做自己的健康医生。了解一定的面诊知识， 不但对自己的健康有益，也便于你及时发现家人的身体变化，从而更好地维护全家健康。

本书对中医面诊进行了颇具现代意义的诠释，让你轻松自如地掌握面部异常与疾病的关系。如果你能够把书中的方法运用到自己的生活之中，就能够让自己拥有健康的人生！

目录

老中医教你面诊

第一章 面诊：神奇的中医诊疗法

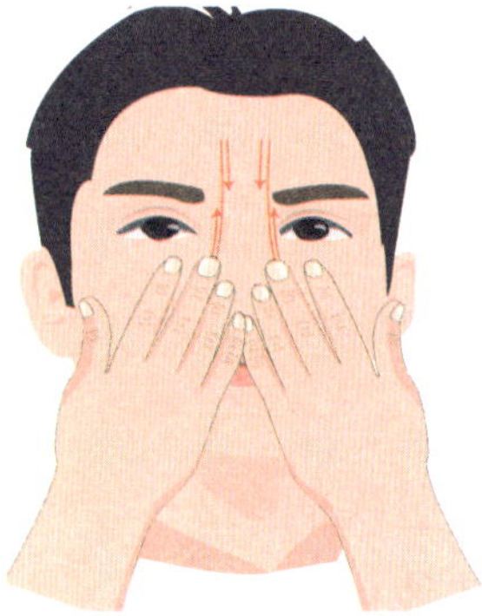

一、中医面诊的神奇之处/10

1. 你的脸上写着健康状况/10

2. 中医观面知疾病/13

3. 面诊的原理/14

二、面部与身体的关系/16

1. 人的面部结构/16

2. 认清面部反射区/17

3. 从面部看脏腑/19

第二章 面部皮肤：健康的晴雨表

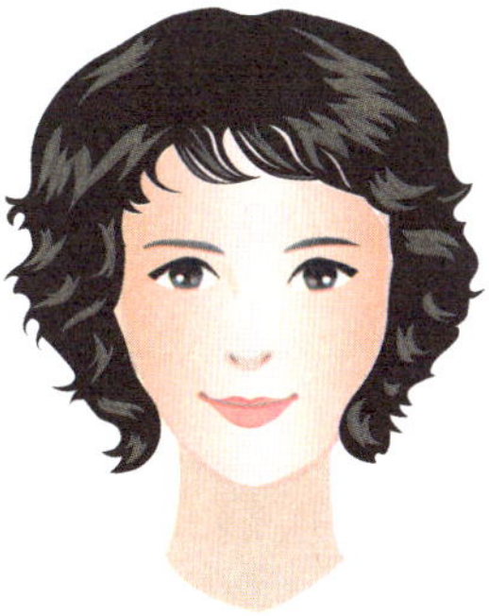

一、看面色，知健康/42

1. 面色变白警惕肺部疾病/42

2. 面色变红提防心血管疾病/45

3. 面色变青警惕心脏疾病/48

4. 面色变黄警惕肝胆疾病/50

5. 面色变黑提防肾脏疾病/53

二、看肤质，知健康/56
1. 面部长斑警惕内分恷失调/56
2. 面部长痘痘警惕内分泌疾病/60
3. 面部长黑痣警惕恶性肿瘤/63
4. 面部长皱纹警惕代谢疾病/66
三、看面容，知健康/72
1. 面部浮肿警惕心血管疾病/72
2. 面部消瘦警惕肺部疾病/74
3. 其他面容异常/76

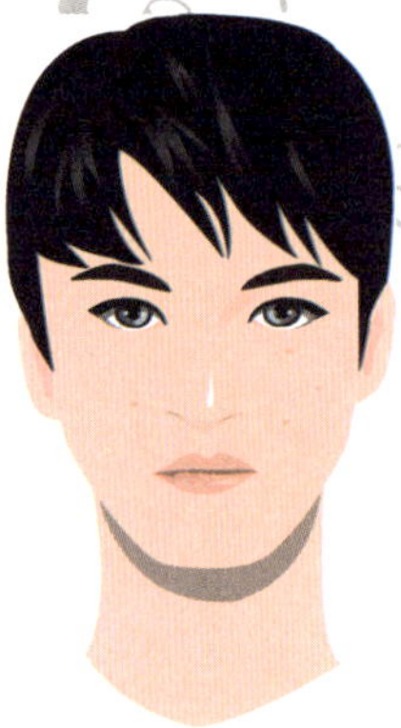

第三章　眉毛：疾病的风向标
一、眉毛与健康/80
1. 小小眉毛作用大/80
2. 眉毛也能辨疾病/81
二、观眉识疾病/82
1. 眉毛脱落警惕肾脏疾病/82
2. 眉毛变色警惕其他疾病/84

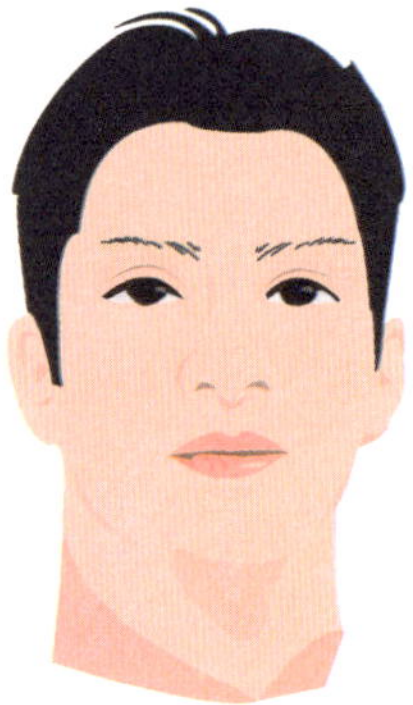

第四章　眼睛：健康的窗口
一、看眼睛颜色，知健康/86
1. 眼睛变黄警惕肝脏疾病/86
2. 眼睛变红警惕病菌感染/89
3. 黑眼珠变色有异常/92
二、看眼形，知健康/94
1. 眼球突出警惕心脑血管疾病/94

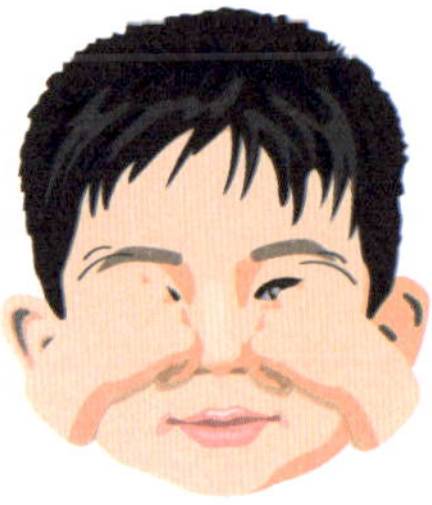

2. 眼球凹陷警惕绝症/95
三、看瞳孔，知健康/98
1. 瞳孔大小不等警惕心脑血管疾病/80
2. 瞳孔变白警惕白内障/100
3. 瞳孔变青警惕青光眼/102
四、看眼睑，知健康/104
1. 黑眼圈警惕慢性疾病/104
2. 眼睑浮肿警惕肾脏疾病/106
3. 眼睑下垂警惕心脑血管疾病/108
4. 眼睑变色警惕其他疾病/110
5. 眼皮跳警惕慢性疾病/110

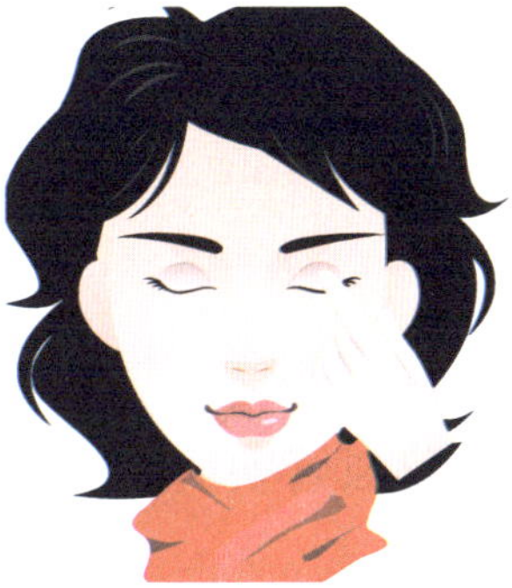

第五章　鼻子：疾病的探测器

一、看鼻色，知健康/114
1. 鼻子变白警惕慢性病/114
2. 鼻子变黑警惕消化系统疾病/115
3. 鼻子变红警惕心脑血管疾病/116
二、看鼻态，知健康/119
1. 鼻尖硬警惕心脑血管疾病/119
2. 嗅觉消失警惕神经系统疾病/120
3. 流鼻血警惕全身性疾病/122

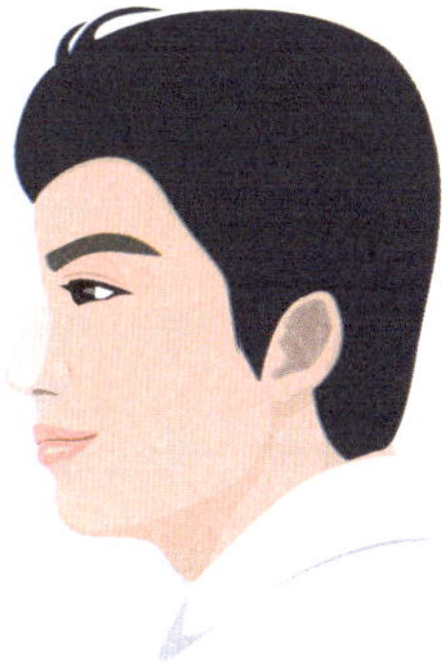

第六章　耳朵：健康的听筒

一、看耳形，知健康/126
1. 耳垂皱纹警惕心脑血管疾病/126

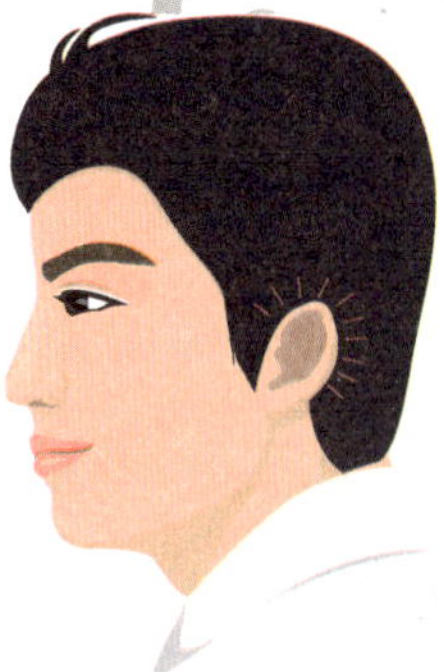

2. 耳朵隆起警惕急性病/130
二、看耳色，知健康/132
1. 耳朵变红警惕病情拖延/132
2. 耳朵变白警惕慢性疾病/134
3. 耳朵变黑警惕肾脏疾病/135
三、问耳感，知健康/136
1. 耳朵疼警惕耳部病变/136
2. 耳鸣、耳聋警惕心脑血管疾病/139
3. 耳朵流脓警惕发炎/142

第七章　嘴唇：疾病的信号灯

一、看唇色，知健康/146
1. 嘴唇发紫警惕心脏疾病/146
2. 嘴唇发白警惕消化系统疾病/147
3. 嘴唇发青警惕中毒/148
4. 嘴唇发红警惕肺部疾病/150
二、看唇形，知健康/151
1. 嘴唇歪斜警惕脑血管疾病/151
2. 嘴唇变厚警惕消化系统疾病/153
3. 其他唇形异常/154
三、问唇感，知健康/156
1. 口臭警惕全身性疾病/156
2. 味觉丧失警惕心脑血管疾病/159

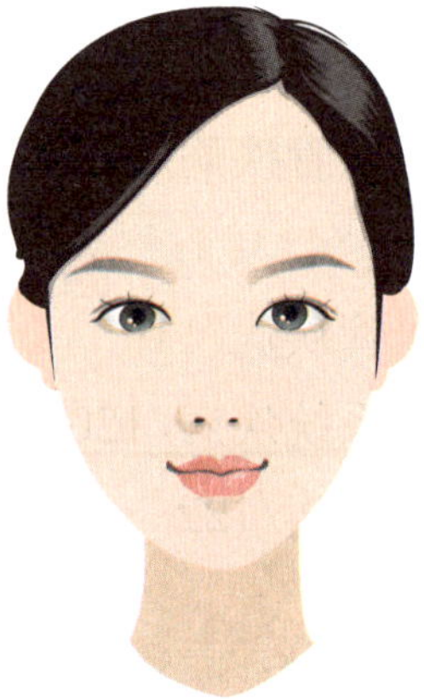

第一章 面诊：神奇的中医诊疗法

中医有“望、闻、问、切”的诊疗方法，通过看人的面色就能够诊病。很多人认为这很神奇，甚至有的人把面诊和看面相混淆起来，认为毫无科学依据。其实，中医面诊是有严密的理论基础的。相对于其他诊病方法来说，面诊可以说是最为方便快捷的。了解面诊，就像给自己请来了一位私人医生，可以随时随地关爱自己的健康。

一、中医面诊的神奇之处

《扁鹊见蔡桓公》的故事相信给很多人都留下了深刻的印象。在当时那年代，扁鹊不可能近身接触蔡桓公，所以可以断定，他是通过面诊判断出蔡桓公的疾病的。这种通过看人的面部情况来判断其健康状况的方法就是面诊。中医面诊，看似传奇，其实是以生物全息理论为基础，结合脏器在面部相应的反射情形，就很容易判断身体的健康状况。

1. 你的脸上写着健康状况

在日常生活或影视剧里，经常会见到这样的场景：一脸神秘的“看相大师”鬼鬼祟祟地凑到人身边，吹嘘自己有神奇的力量，能够从一个人的脸上看出未来的吉凶祸福。这当然是迷信，稍有头脑的人就知道这是不可相信的。尽管通过面相不可能预见你的未来，但你的脸上却实实在在地写着你的健康状况。

医学专家研究发现，70%的健康问题在面部都有体现。如果想知道自己的健康状况如何，就先照照镜子看看自己的脸。

对于以下情形，你也许深有体会。

1、在身体感觉不舒服的时候，照镜子会发现脸色暗沉，看上去没有光彩。

2、探视患者时，会感觉他脸色苍白，毫无血色。

3、有时候会听到别人关切地问自己，“ 你脸色不好，是不是生病了?”

4、长时间工作感到身体很疲劳时，去卫生间洗脸，一照镜子就发现自己面色萎黄。

5、在一段时间的繁忙工作之后，你的脸上会出现一 些痘痘。

……

其实，这些情况就说明，一个人的身体健康状况和面部有着密切的关系。所以，一个人的身体状况如何，完全可以通过观察面部情况来进行判断。

【中医分析】

面部的色泽是血气通过经络注于面部而表现出来的，所以如果气血充盈、运动良好，则面色红润健康;否则，就会表现出气色不好的样子。一般长时间工作、休息不够或身体染病，就会造成精神不振、气短声低、无精打采。另外，失血过多也可能造成气血不足，从而引起精神疲乏、面色苍白等气色不好的现象。

【中医支招】

面部是每个人的“门面”，身体的健康与否可直接反映在容颜上。面部光泽、靓丽给人一种健康向上、精神焕发的感觉。所以，一定要注意面部的保、养。

基本姿势

仰卧、坐、站立三种姿势均可。

操作方式

以双手手心向脸，从脸的下部向上至前额推摩，反复多次。同时，配合左、右手中指夹住鼻子推摩。轻则补，重则滞(图1-1)。

保健功效

活跃面部大小血管细胞，加速微循环流量，清除面部血液内的病毒毒素，以及清除脸部大小血管中的垃圾。

自我发声

想食指时发“咦”——想中指时发“唏”——想无名指时发“微”——想小指时发“哈!”

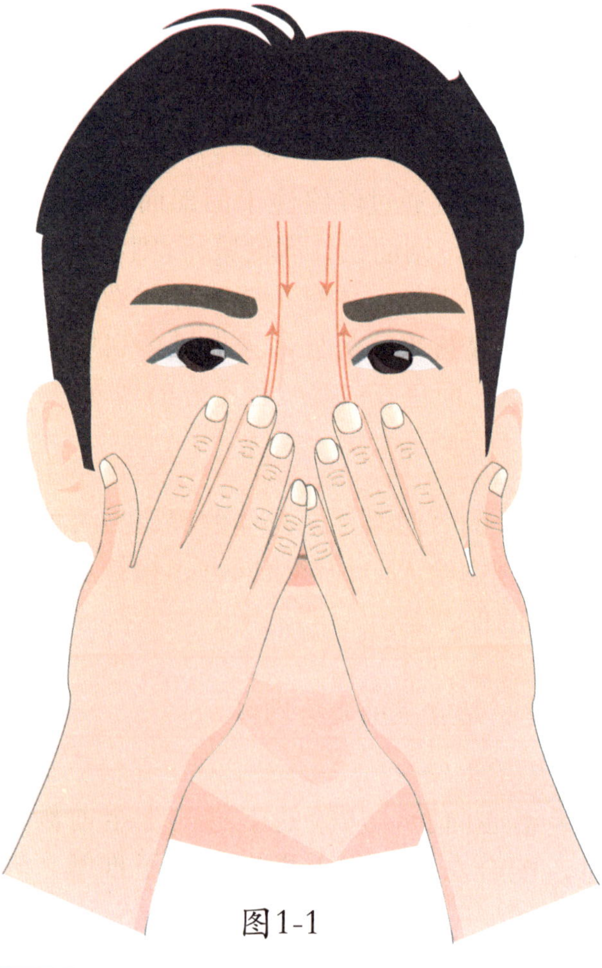

图1-1

2. 中医观面知疾病

中医面诊就是通过面部反射区来知道脏器疾病与健康状况的诊断方法。主要是通过望诊来观察面部各部位的色泽、质地、形态等变化，从而了解内在脏器的生理、病理变化。因为，在中医看来，人体是一个有机的整体，面部与人体内的脏器、经络有着密切的联系，可以反映其相应的病理变化。

传统的中医面部望诊有五色诊病法，也就是按照不同颜色对应不同的脏器来进行诊病。如青为肝胆之色，往往与寒证、痛证、气滞、血淤及小儿惊风有关；赤色为心与小肠之色，主热证，可见胸中不适、疼痛，胁胀痛，下肢水肿等；黄色为脾胃之色，主虚证和湿证；白色为肺与大肠之色，主寒证、虚证、脱血、夺气；黑色内应于肾，主肾虚、寒证、痛证、水饮和瘀血。

此外，中医还把面部五官对应五脏作为望诊的方法，也就是根据五脏开窍的相应关系来诊断其内脏的病理变化。如上额属心，下颌属肾，左颊属肝，右颊属肺，鼻属脾。实际上，这种方法是中医面诊的补充。

现代面诊法则是在中医学理论指导下，结合生物全息论发展起来的。它对于传统中医面诊法进行了更加深入的研究，对于面部相应的脏器分布进行了更细微的划分，诊疗方法上也有所不同。对于面部的诊断，不仅包含了骨的形状，肌肉紧张度、弹性、收缩力的变化，还可有肿胀、皱纹、结痂、缺陷、面部皮肤颜色改变及充血、疼痛等。可以说，现代面诊方法是更为立体的诊病方法，其不仅关注先于身体异常出现的面部变化，而且还关注身体异常之后的面部异常。

【中医分析】

现代面诊方法，更为方便快捷。要想知道某一脏器是否有病，只需看一下面部所对应的部位。如果该部位有异常，则表明对应的脏器可能有疾病。对于现代中医来说，这种面诊方法更简便，更易掌握，而且诊断的准确率也较高。

【中医支招】

采用面诊方法诊病，需要注意的一点是， 人的面色会随着年龄、季节、地点、生活习惯的不同而出现生理性变化。如长期在室外工作的人面色多为黧黑为；久居室内工作的人则面色白皙；常年饮酒者，面色暗红。所以，在判断一个人的疾病时，还要结合他的身份、职业、年龄、生活习惯等，也就是把“望、闻、问、切”结合起来，这样才能够避免单一面诊带来的片面结果。

3. 面诊的原理

见过婴儿皮肤的人都知道，他们的皮肤是十分洁净的，脸也十分光滑细腻、毫无瑕疵。而当婴儿一天天长大，进食成人的食物，更多地进行户外活动，皮肤就会慢慢变得粗糙，从而出现各种各样的斑点、皱纹或痘痘等。这时候，脸部的状态就变得复杂，这就能够显示出人体脏器的状态。

在日常生活中，我们分辨一个人主要就是看脸，了解一个人的心情也是通过其面部的表情。其实，面部更是人体健康的镜子，正常人的面色微黄而带红润，略有光泽，即为中医里所说的“常色”；而患病人的皮肤光泽会发生变化，即为“病色”。所以，当发现一个人面部出现病色，就很容易判断其是否患病。

面部是人体最为暴露的部分，不仅是脏腑气血的外现，而且还凝聚着身体的经脉。人体面部的脉络十分丰富，气血充足，而且面部皮肤薄嫩，很容易显现出色泽变化。中医认为，“ 十二经脉，三百六十五络，其血气皆上于面”及“诸阳之会，皆在于面”。所以，面部能够灵敏地反映出一个人体内的疾病。面诊除了要观察患者的面色，还要注意观察患者的面部神态、形态及特殊面容等。

此外，面部五官也是身体的镜子。中医认为，肝开窍于目，心开窍于舌，脾开窍于口，肺开窍于鼻，肾开窍于耳。所以，一旦发现这些部位出现异常，就能够判断出相对应的疾病。

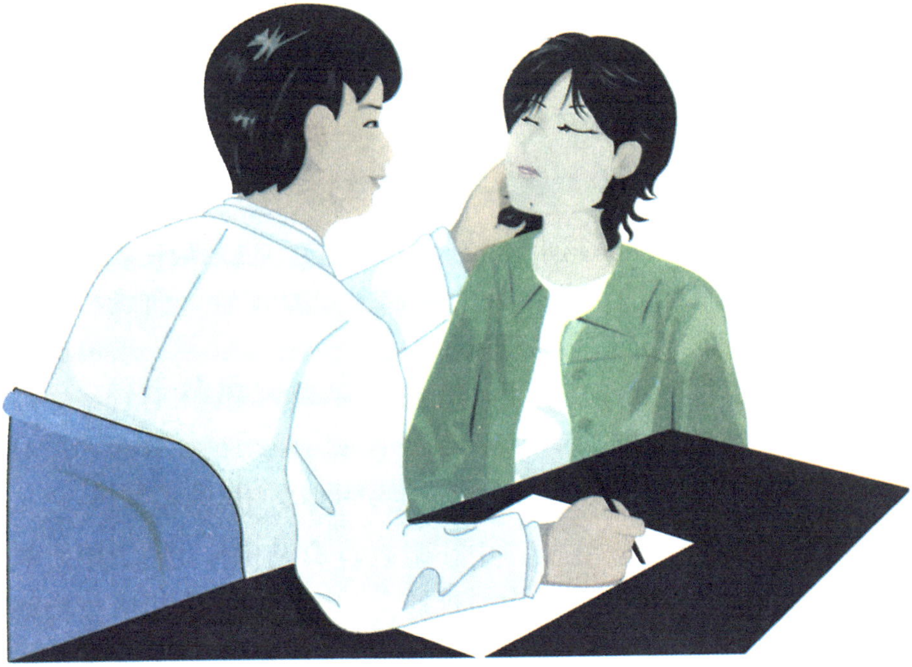

二、面部与身体的关系

面部是人体的一个重要部位。面部既能给他人留下印象，也能够反映出一个人的精神状态。而人体脏器在面部也有相应的反射区，只要认清这些反射区，就能够很好地判衡身体的健康与否。从面部看脏腑，看似毫无关联，其实是有其科学依据的

1. 人的面部结构

人的面部是身体暴露于体表最多的部位，也是最能表达人喜、怒、哀、乐等感情的部位。人的面部主要有皮肤、面肌和血管、淋巴及神经三个部分。面部皮肤薄而柔软，富于弹性，含有较多的皮脂腺、汗腺和毛囊。皮肤下还有浅筋膜，浅筋膜内有神经、血管和腮腺管穿行。面部的小动脉有丰富的血管运动神经分布，反应灵敏。当情绪激动或患有某种疾病时，面部的色泽也随之变化。

面肌较薄而纤细，主要集中在眼裂、口裂和鼻孔的周围，能够使面部呈现各种表情。面肌由面神经支配，面神经受损时可引起面瘫。

面部血管包括面动脉和面静脉。面动脉是分布于面部浅层的主要动脉，行程迂曲。面静脉伴行于面动脉的后方，位置较浅，迂曲

也不太明显，至下颌角下方，与下颌后静脉的前支汇合，穿过深筋膜，注入颈内静脉。面部浅层的淋巴管非常丰富。此外，面部还有一些不恒定的淋巴结，这些淋巴交织呈网状。面部的感觉神经来自三叉神经，支配面肌活动的是面神经的分支。

2. 认清面部反射区

人体各脏腑组织都有其在面部的对应反射区，只要对镜观察这些区域，看是否有斑点或皱纹，就能够发现该部位对应的脏器是否有疾病侵犯。人体各部位对应区域如下(图1-2）。

心理压力区:位于额上1/3至发际处(即发际圈)。

心脏区:位于两眼角之间的鼻梁处。

脑区:位于两眉头之间。

肺区(呼吸系统、咽喉、气管、扁桃体等）:

位于两眉头连线中点之上，额头1/3以下的部位。

胸区:位于两眼角与鼻梁之间。

肝区:位于两眉梢外侧1/2处至太阳穴以上，额头1/3以下的部位，及鼻梁中段(即鼻梁最高处)。

胆区:位于鼻梁高处的外侧部位。

肾区:位于鼻翼水平线与太阳穴的垂直线相交处。

膀胱区:位于鼻下人中两侧的鼻根部位。

脾区:位于鼻头。

胃区:位于鼻翼。

小肠区:位于颧骨下方偏内侧部位。

大肠区:位于颧骨下方偏外侧部位。

生殖系统区:位于人中及嘴唇四周部位。

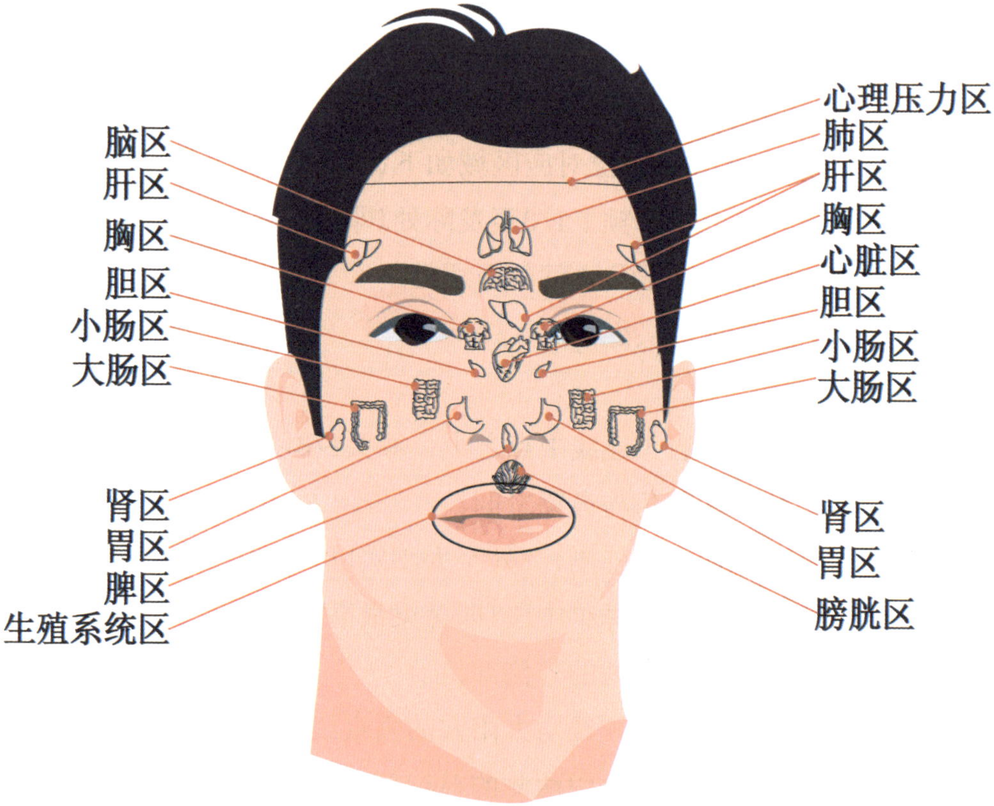
脑区
肝区
胸区
胆区
小肠区
大肠区
肾区
胃区
脾区
生殖系统区
心理压力区
肺区
肝区
胸区
心脏区
胆区
小肠区
大肠区
肾区
胃区
膀胱区

图1-2

3. 从面部看脏腑

一般情况下，面部的异常能反映出脏器疾病，也就是脏器在面部的反应部位出现了异常，这些异常通常是斑点、皱纹或颜色变化。不同部位可能出现不同的异常情况，而不同的异常情况也代表着不同的疾病。

（1）面部反射区的异常情况

心理压力区多数长痘、斑和皱纹。

心脏区多长横纹，有一道、两道或若干道。

脑区多长竖纹，如左、右眉毛的内侧“川”纹，或三道，或两道。

肺区多发暗或下凹。

胸区多颜色发暗。

肝区多长鱼尾纹和斑。

胆区多发青。

肾区多发暗或起红疙瘩。

膀胱区多发暗、发乌，或长痘。

脾区多颜色异常。

胃区多颜色异常。

小肠区多有斑点或颜色异常。

大肠区多有斑点或颜色异常。

生殖系统区多有颜色异常，以发青为多。

(2) 面部反射区异常代表的疾病

面部反射区长痣或痦子，表示该部位脏器先天功能不足，也就是说患者的祖先曾经患过该部位脏器疾病。

面部反射区长斑，表示该部位有长期慢性耗损形成的慢性疾病，多为3～5年形成。

面部反射区长青春痘，表示该部位脏器现阶段正存在炎症病变，多为急性病，多为短期内形成。

整个面部长青春痘或斑，表明患者内分泌失调或肝脏免疫功能下降。

(3) 面部异常看脏器疾病

心理压力区

○若该部位（图1-3）出现青春痘，或颜色异常，说明此人可能心理压力比较大。一旦发现这种情况，就要及时调整生活习惯，放松心情，减轻压力。

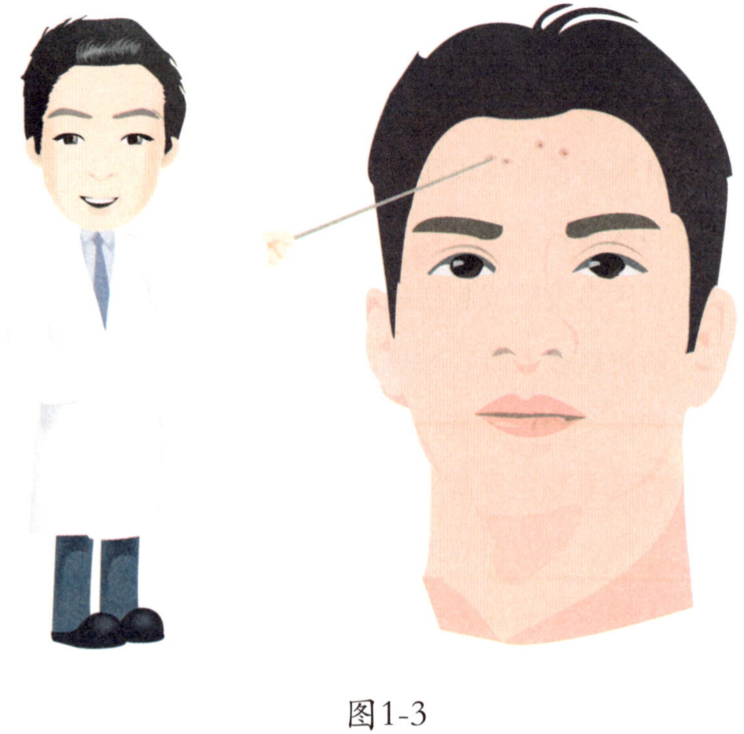

图1-3

○若该部位（图1-4）出现斑，说明此人可能心脏患有疾病，如心肌无力。

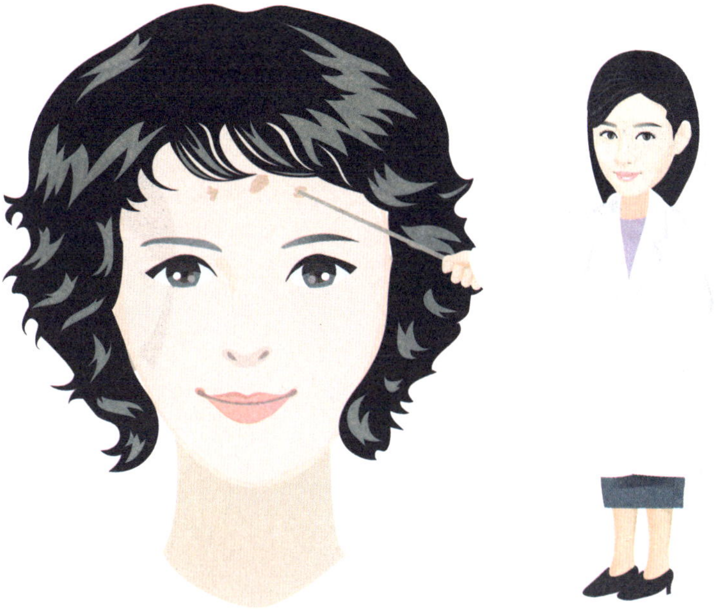

图1-4

○若该部位（图1-5）有痣或痦子，说明此人心脏功能可能先天不足。此人有可能患有遗传性心脏疾病。

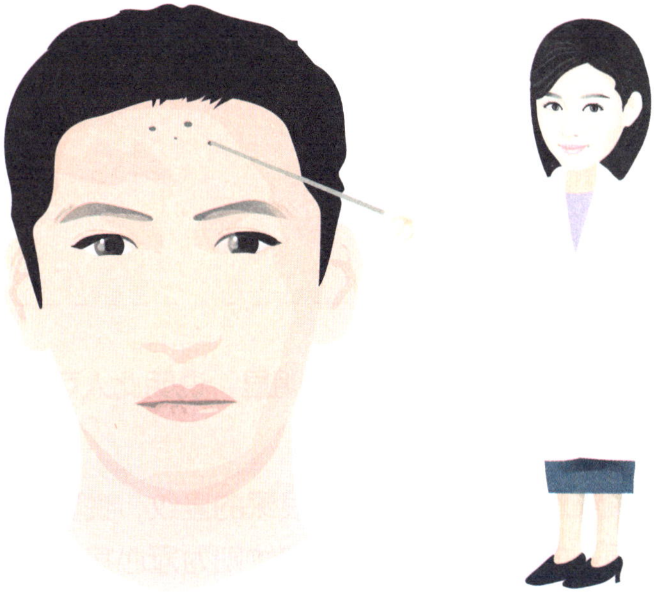

图1-5

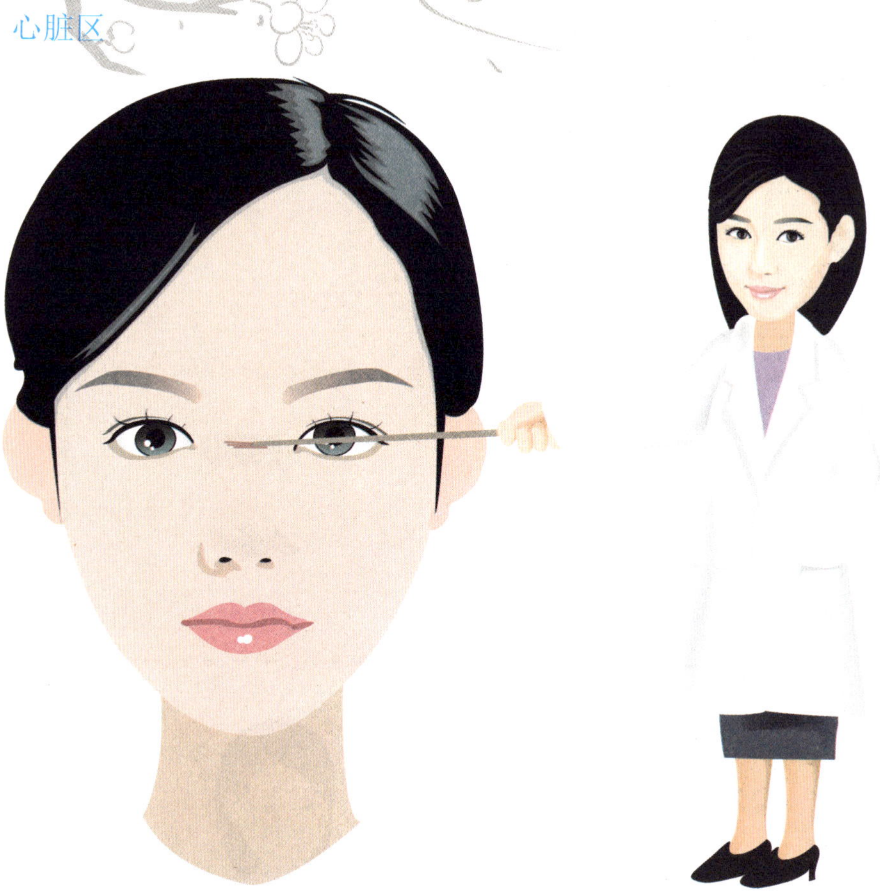

图1-6

○若该部位（图1-6）出现横纹或横纹比较明显，说明此人可能心律不齐或心脏状况不好。

○若该部位出现的横纹深且舌头上面也有很深的竖纹，说明此人可能有较严重的心脏病。如果患者下嘴唇有皱纹则为冠心病；嘴唇发紫，则为心脏病。

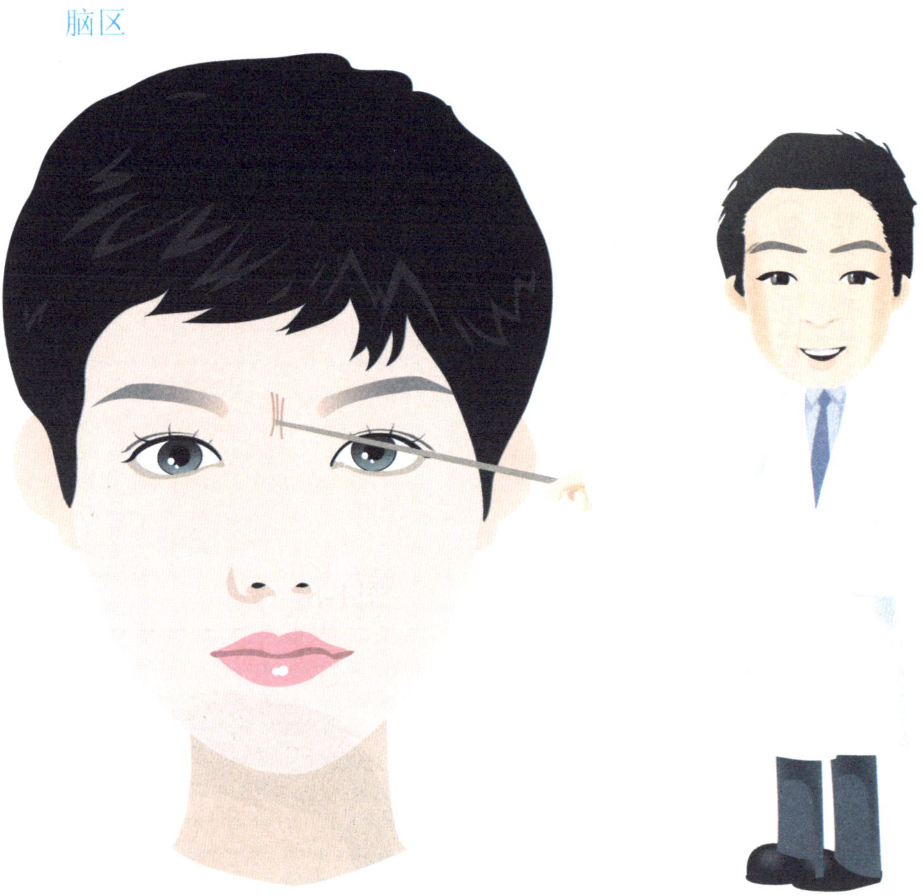

图1-7

○若该部位（图1–7）发红，且出现很深的竖纹，说明此人心脑血管供血不足，并可能出现头痛、神经衰弱、多梦、睡眠不良、心悸、烦躁等症状。

肺区

○若额头中间（图1-8）比较凹，且颜色晦暗或发青、有斑，说明此人肺部患有疾病，并伴有呼吸不畅的症状。

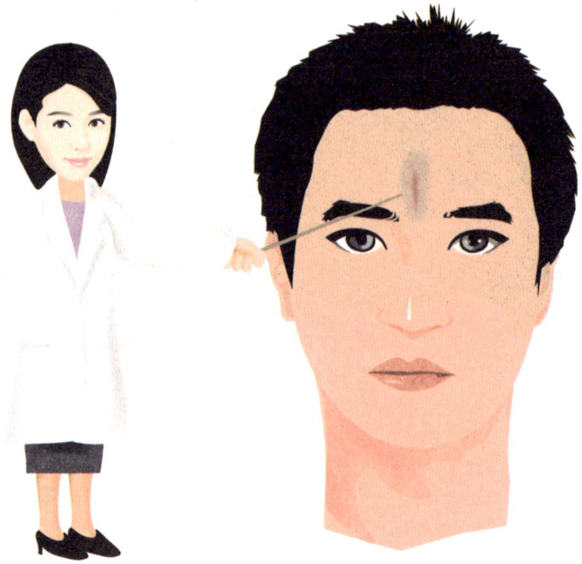

图1-8

○若额头中间（图1-9）有痘痘，说明此人近期患过感冒或喉咙疼。

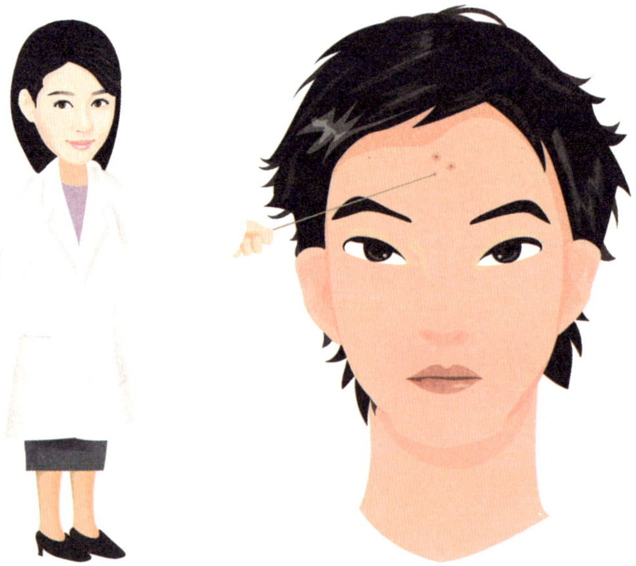

图1-9

若两眉头部位（图1-10）有痣、痦子或发白，则说明此人有咽喉炎，或扁桃体炎，或胸闷气短，或肺部有病。

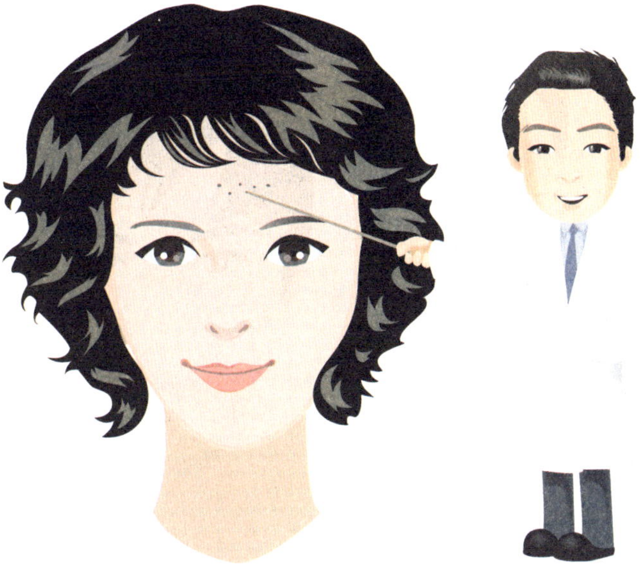

图1-10

若眉头的上部（图1-11）有凸起，亦说明此人患有肺疾。

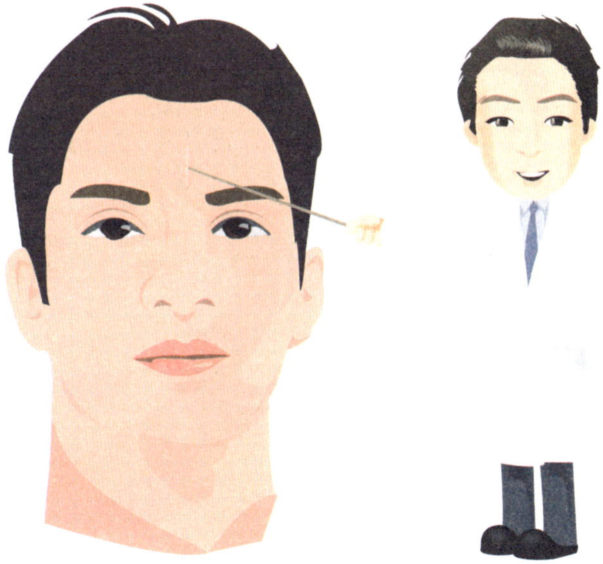

图1-11

胸区

○若男性此部位（图1-12）晦暗或发青，说明他胸闷气短。

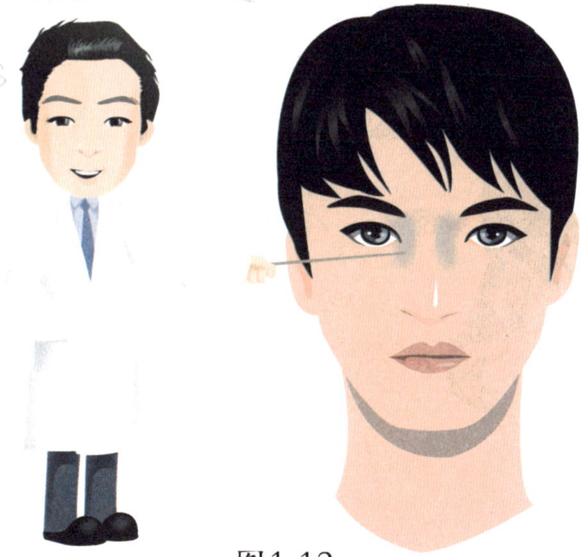

图1-12

○若女性此部位（图1-13）晦暗或发青，说明她经期时乳房胀痛。

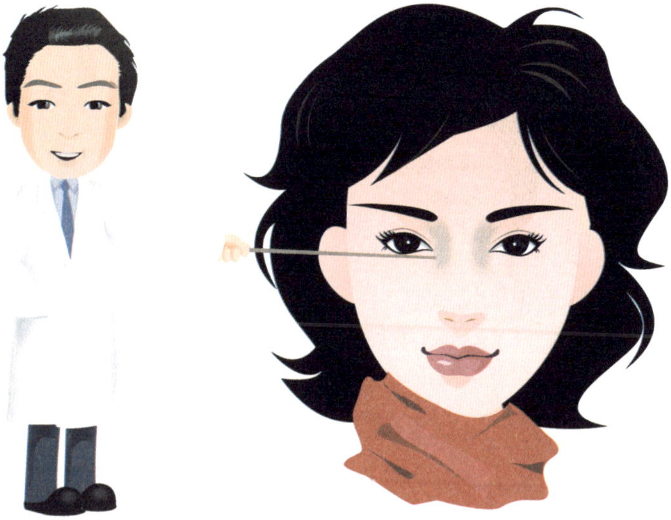

图1-13

○若该部位（图1-14）有痣、痦子或闭上眼睛此部位有粉痘状的突起，说明女性乳房患有小叶增生、男性患有胸膜炎。

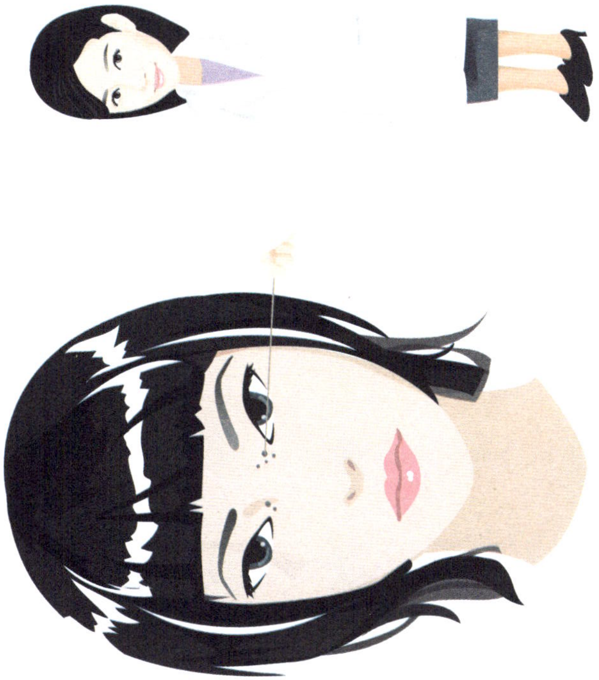

图1-14

○若女性眼角部位（图1-15）有小包，说明其患有乳腺增生或乳腺积瘤。

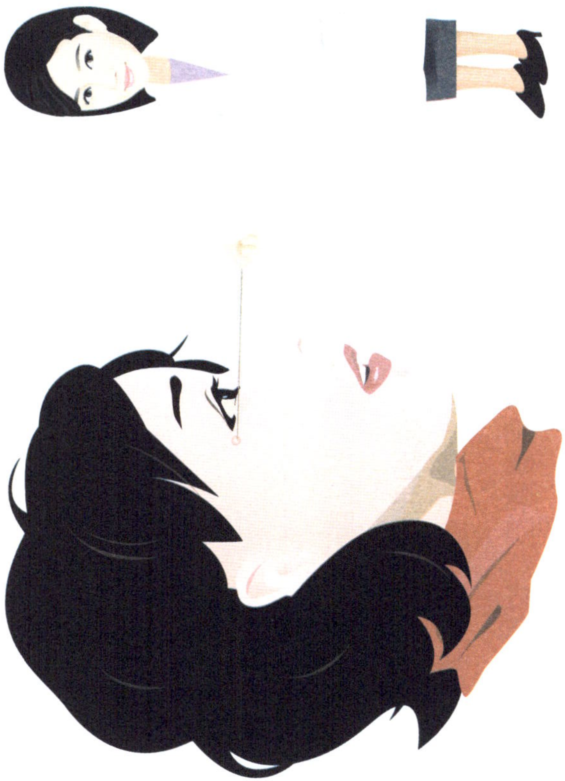

图1-15

肝区

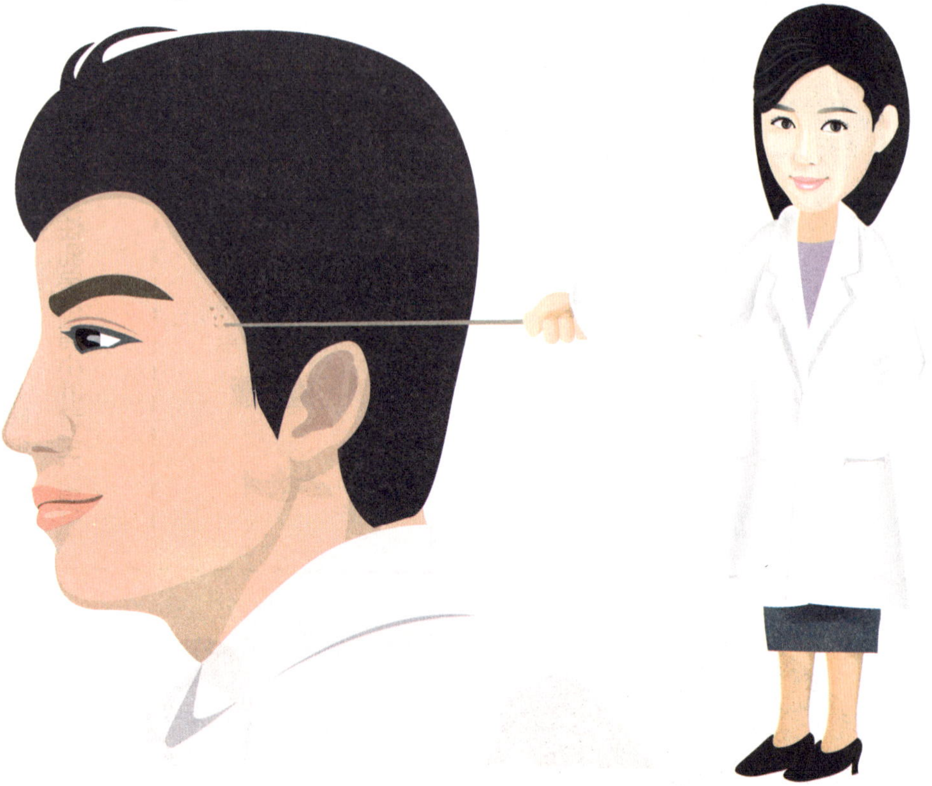

图1-16

○若太阳穴处（图1–16）有斑，说明此人肝功能衰弱。

○若左右两侧该部位发青暗或有斑，说明此人有可能患有脂肪肝。

○若左右两侧该部位或其中一侧部位有青春痘，说明此人肝火旺。

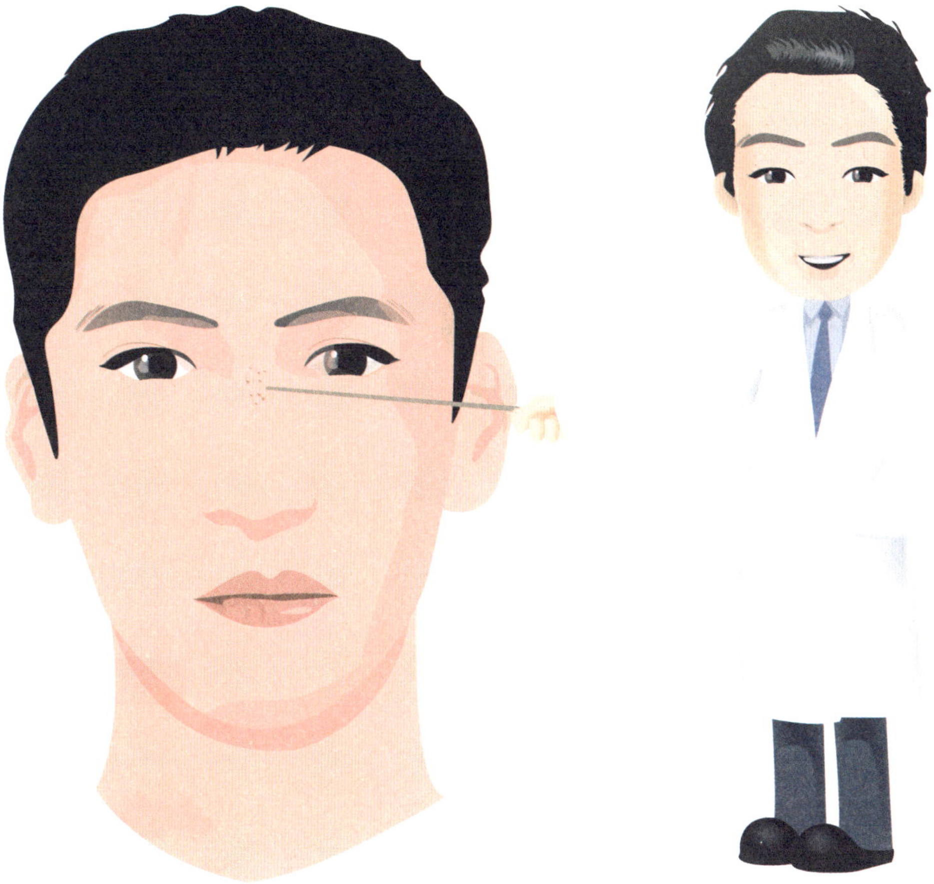

图1-17

○若鼻梁高处（图1–17）有斑，说明此人可能是肝火大，情绪不稳定，并正处于更年期等。

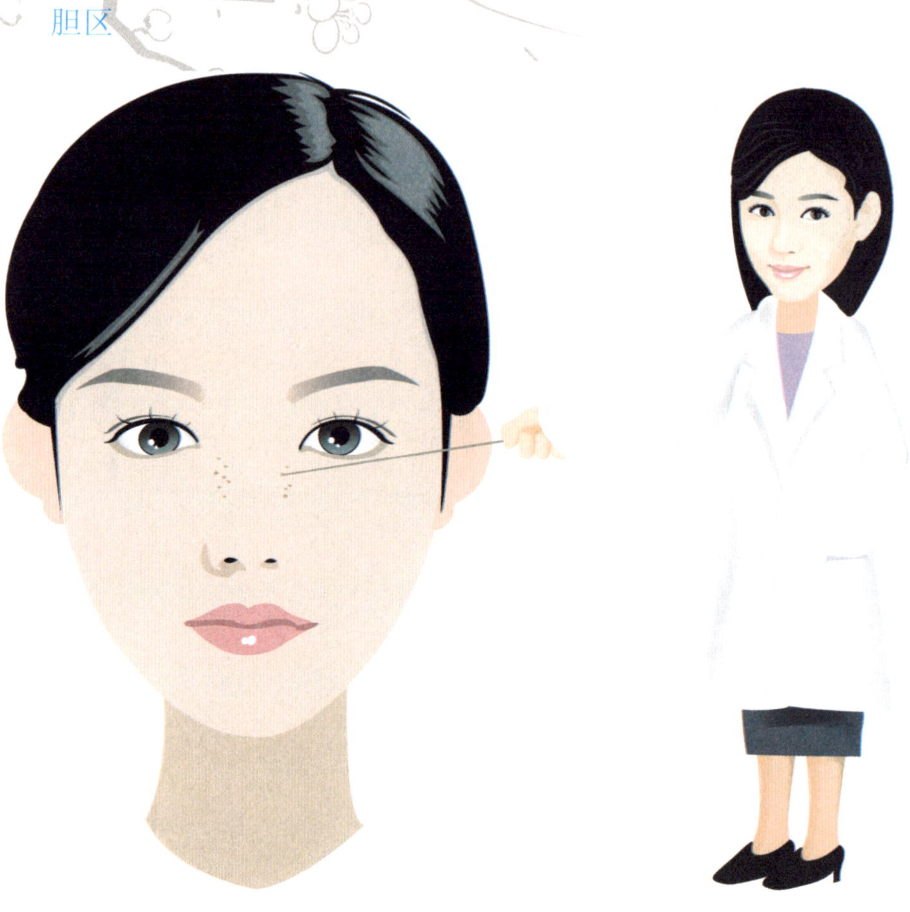

图1-18

○若该部位（图1–18）有斑，则可能有胆囊炎。

○若该部位（图1–18）有红血丝、青春痘，或早晨起床后嘴里发苦，说明此人胆部患有轻微的炎症。

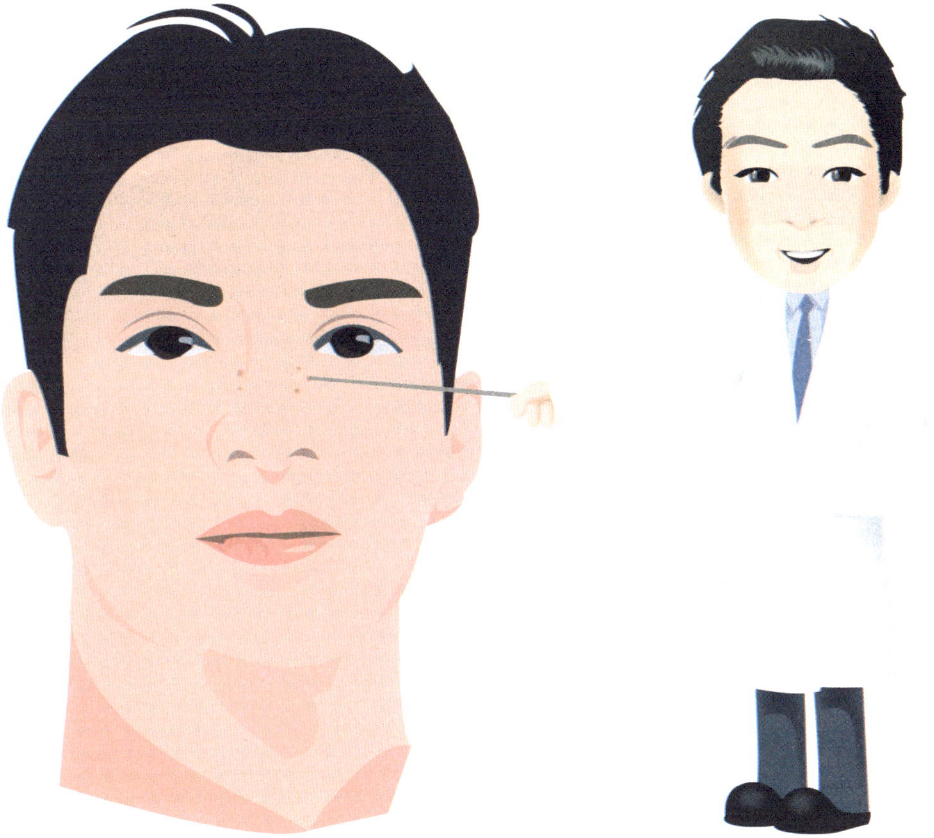

图1-19

○若该部位有竖褶子或笑时有竖褶子，说明此人胆囊有问题。

○若该部位（图1-19）有痣、痦子，证明胆功能先天不足。要注意预防胆部疾病。

○把右手放在右肋下，左手握拳击打右手背，若该部位疼痛，即是胆囊炎；若刺痛厉害，则可能是胆结石。

○若该部位有一对明显的斑或有痣、痦子，说明此人可能有胆结石。若眼袋晦暗，则说明此人的胆不好。

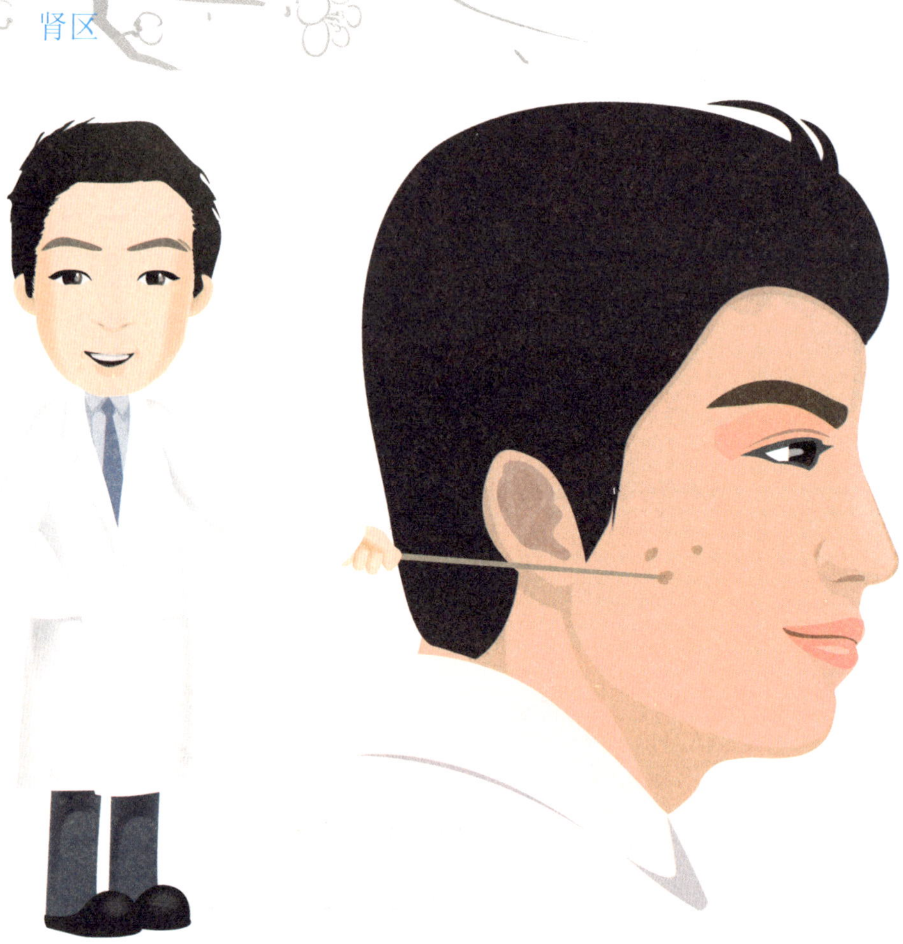

图1-20

○若该部位（图1-20）有斑，说明此人可能患有肾部炎症。

○若该部位（图1-20）有红血丝、青春痘，或有斑，说明此人肾虚，一般会有倦怠、腰背及腿部酸疼的症状。

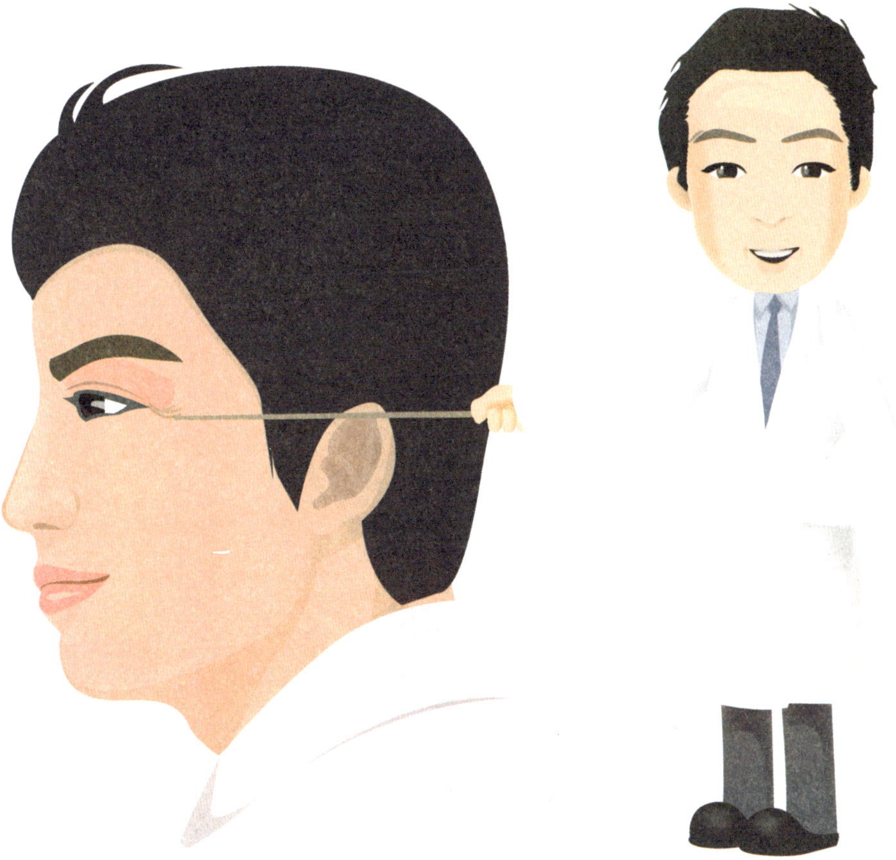

图1-21

○眼角处有很深的鱼尾纹，耳旁有竖褶子，也是肾虚的表现。

○若该部位（图1-21）有痘或痦子且脑区竖纹很深，说明此人患有高血压，或者将来可能患上脑血栓疾病的征兆。

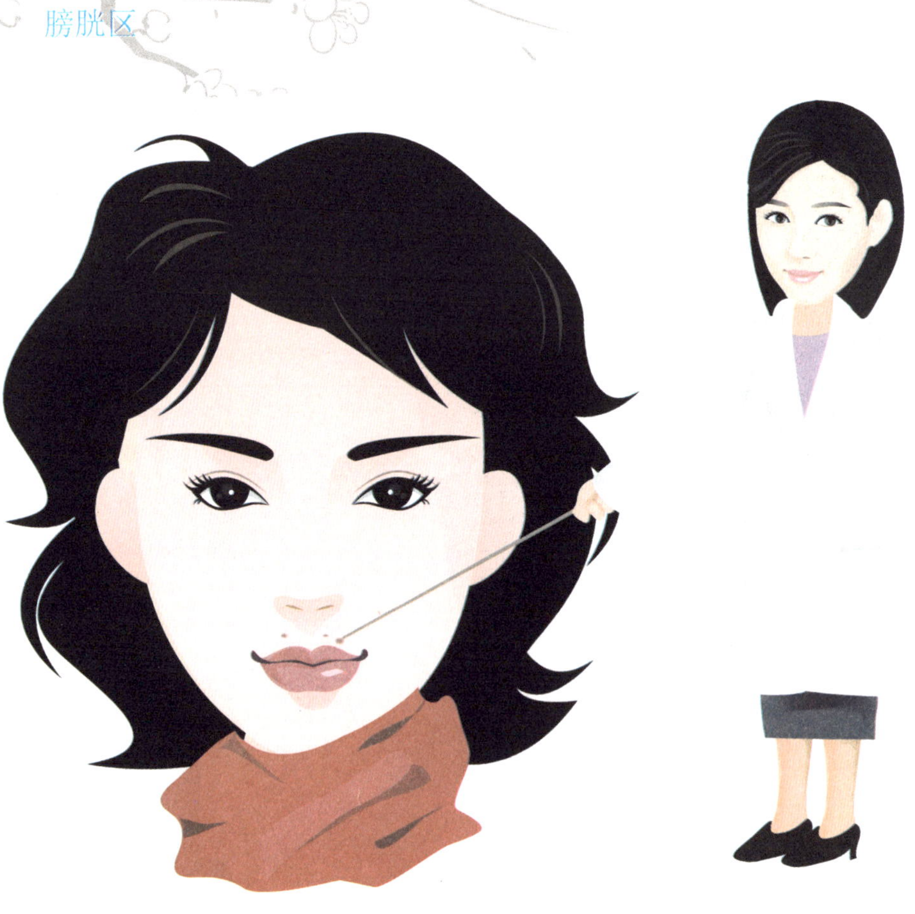

图1-22

○若此部位（图1–22）发红，有红血丝、青春痘等，说明此人患有膀胱炎，会出现小便赤黄、尿频尿急等症状，也可能会引起腰部酸痛。这里需要注意的是女性患膀胱炎，有时是妇科有问题。

○若鼻根发红，且整个鼻梁骨发红，说明此人患有鼻炎。

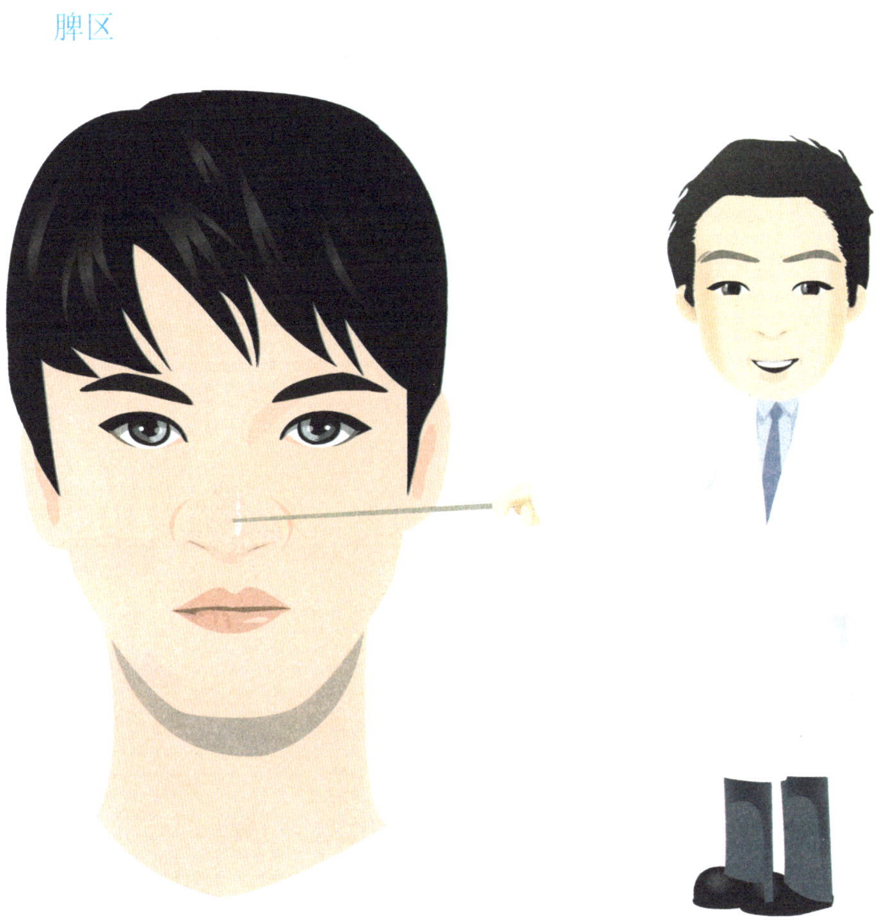

图1-23

○若鼻头发红或酒糟鼻者或鼻头肿大，说明此人脾热或脾大，一般会感觉头重、脸颊疼、心烦等。（图1-23）

○若鼻头发黄或发白，说明此人脾虚，会出现汗多、畏风、四肢懒动、倦怠、不嗜食等症状。

胃区

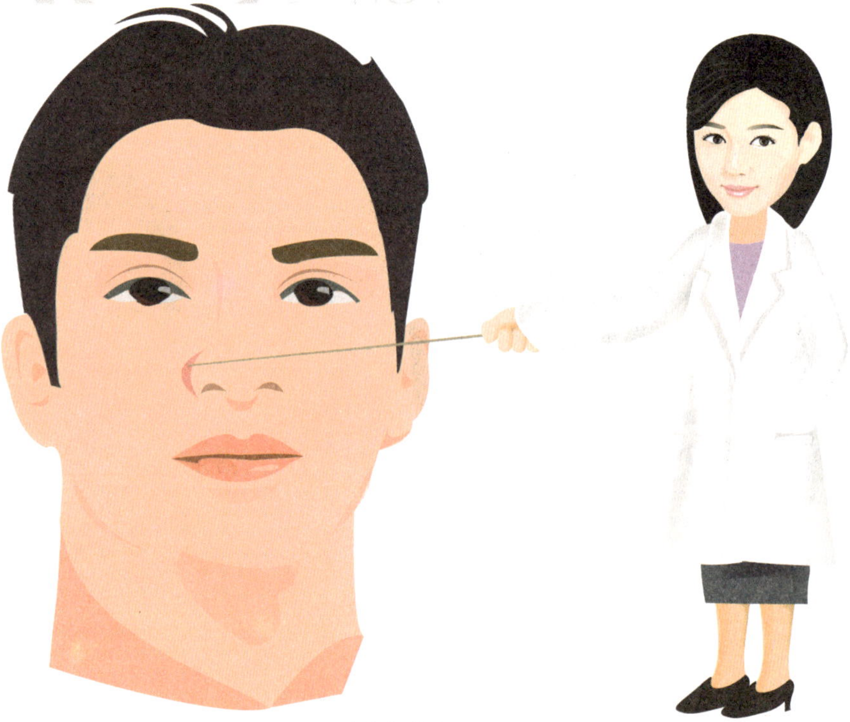

图1-24

〇若鼻翼发红，说明此人有胃火，易饥饿、口臭。

〇若该部位（图1-24）有红血丝且比较严重，说明此人患有胃炎，并且其多饭前胃疼。若患者饭后1～2小时腹疼，则是胃溃疡，痛处在腹部正中或稍偏左处；饭后2～4小时腹痛，则是十二指肠溃疡，痛处在两排肋骨中间靠近心窝的地方，类似针刺一般，严重者可痛到后背，压痛点在腹部稍偏右处。

〇若鼻翼灰青，说明此人胃寒，与其握手时能感到此人手指尖发凉。

〇若鼻翼部青瘪，说明此人已有胃痛，并已形成病根，可引起萎缩性胃炎，而萎缩性胃炎引发胃癌的可能性较大。鼻翼薄且沟深说明是萎缩性胃炎。

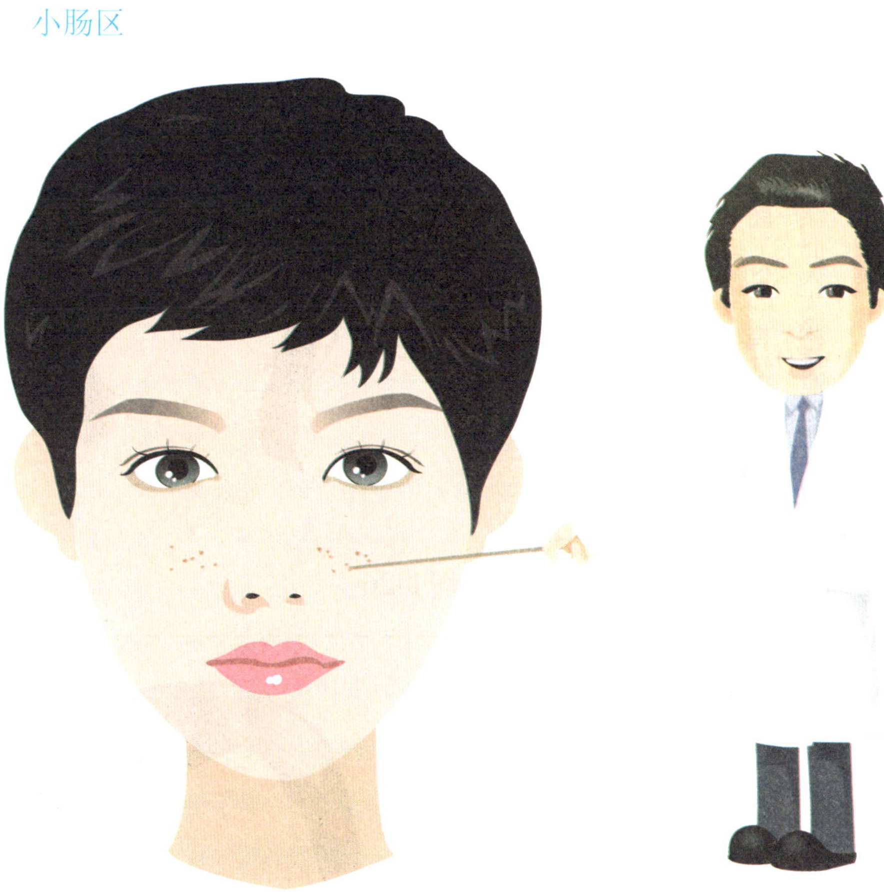

图1-25

○若该部位（图1-25）有红血丝、青春痘、斑、痣或痦子，说明此人小肠吸收功能不好，一般人会比较瘦弱。

大肠区

○若该部位（图1-26）有红血丝、青春痘、斑、痣或痦子，说明此人大肠排泄功能失调，一般会大便干燥、便秘或便溏。

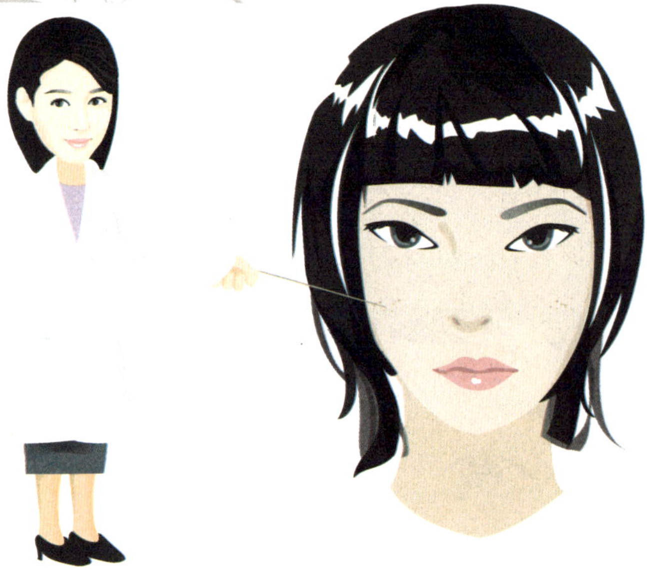

图1-26

○若此部位（图1-27）有呈半月状的斑，说明此人有便秘或痔疮。

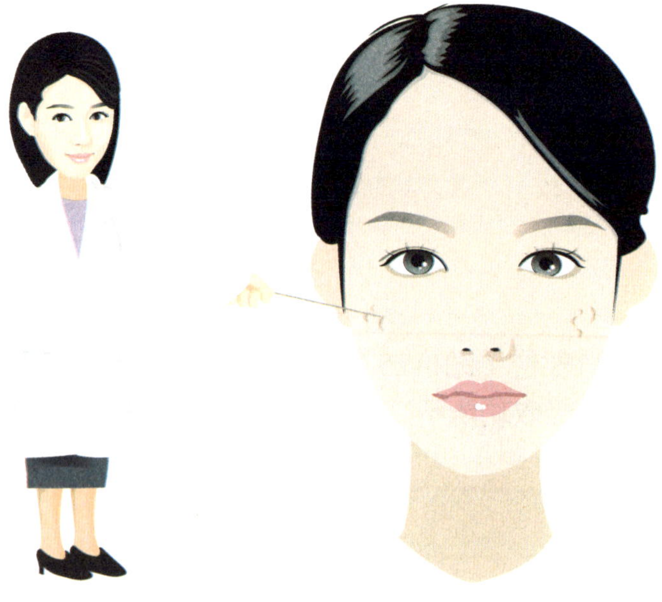

图1-27

生殖系统区

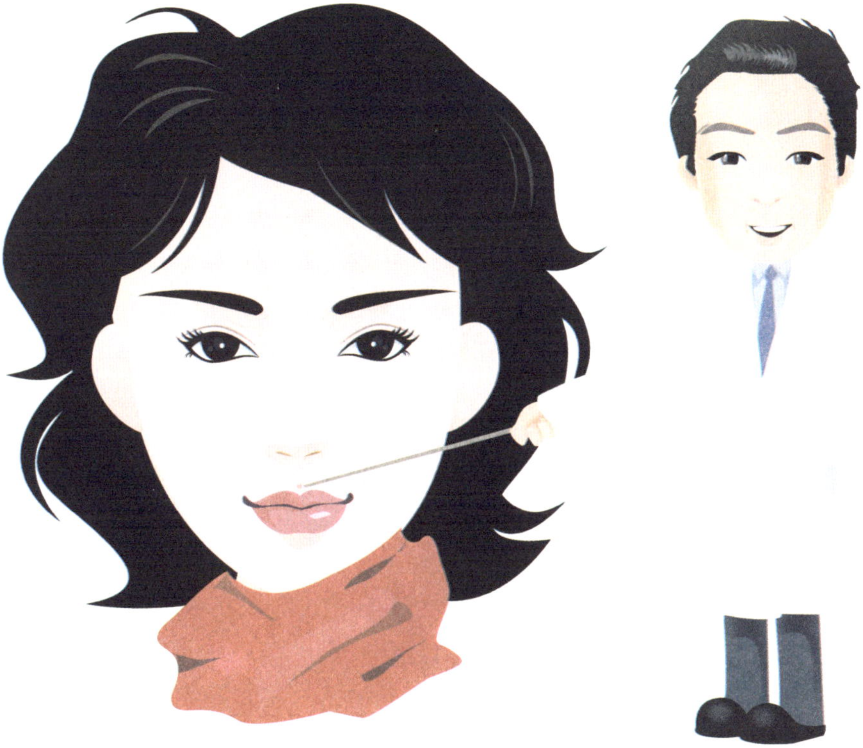

图1-28

◯若女性人中有痦子，说明其子宫可能患有疾病。（图1-28）

◯若女性嘴唇下面有痣、痦子，或者下巴发红，而肾区比较光洁的话，说明此人子宫后倾，并伴有腰部酸痛的症状。

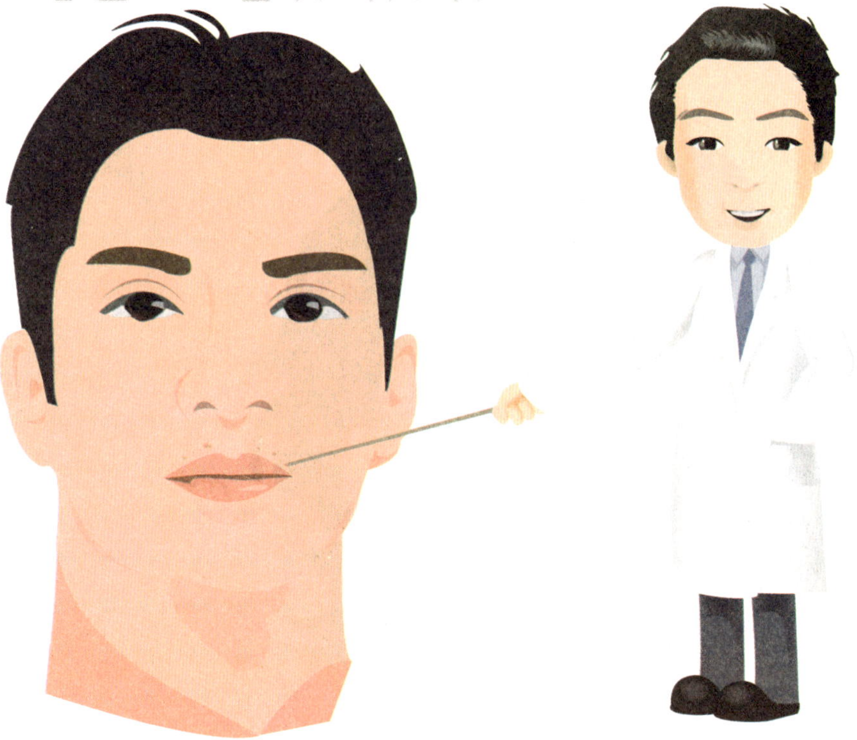

图1-29

○若男性上嘴唇周围长有痣、痦子，而肾区也不好，说明此人生殖系统有问题。（图1–29）

○若40岁以上的男性的上嘴唇比较厚，说明此人可能患有前列腺增大；若上嘴唇有粉刺，且好了又生，说明此人可能是患有前列腺炎。

○男性上嘴唇不平，有沟，说明此人患有性功能障碍；男性上嘴唇两边发红，也说明此人患有前列腺炎。

第二章 面部皮肤：健康的晴雨表

面部皮肤是人体的一个重要部分，并且还是一面反映人体健康与否的镜子。尽管不同人种、不同性别、不同生活习惯的人肤色各异，皮肤状况也相差甚远，但如果人体的脏器出了问题，却都能够从面部看出来。所以，面部皮肤可以称作是人体健康的晴雨表。观察面部皮肤的正常与否，是能够作为自我保健的一种重要手段。

一、看面色，知健康

我们在日常生活中经常会听到这样的话，“你的脸色不好，是不是哪儿不舒服?”“你的气色看上去好极了！”这里所说的“脸色”和“气色”，其实都是指的面色。由于人的身体状况会行于色，因此看气色就能够知道人是否健康。一般不同的面色反映着人体的不同病症，而光泽则反映着机体精气的盛衰。在通常情况下，面色鲜明、润泽的说明病情轻浅。气血未衰，病情较轻，容易治疗；而面色灰暗、枯槁，则说明病情较重，治疗困难。

1. 面色变白警惕肺部疾病

小说和影视剧里经常都会通过面色苍白来表现一个人的身体虚弱。由此可见，面色苍白是不健康的表现。中国人的健康面色应该是微黄，并显红润而有光泽。如果面色发白，就可能已经患病。然而在面色变白时，最应该警惕的就是肺部疾病。（图2-1）

【个案呈现】

有一天，一家中医诊所里来了一位患者，他进门后没有说话，直接就坐到了医生的面前。医生看了看他的脸，发现他脸色发白，尤其两个眉头处明显苍白。于是，医生怀疑他患有肺病。气血不足，肺部患有炎症医生请他伸出手来号脉，不小心挨到他的手，发现他的手很凉。当询问他的病情时，医生发现他说话时总是上气不接下气，像走了很长的路一样，同时他的声音很低，并且有气无力。他说经常感到身体很累，容易感冒，走几层楼就会气喘，有时候工作忙了会感觉到头晕，还经常有便秘症状。起初认为是疲劳导致的，可是休息一段时间之后， 也没有改善。朋友推荐他看中医，他也听说中医调理能够改善身体状况，于是登门求医。医生诊断他为气血不足，体内燥热，于是就给他推荐了滋阴润肺、清热利气的中药。果然，一段时间之后，那位患者的状况大有改善。

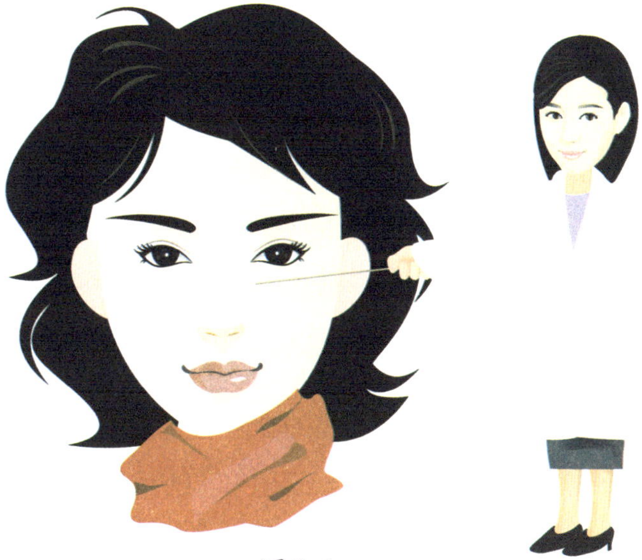

图2-1

【中医分析】

在众多的中医典籍中，对于面色苍白都有论述，如《素问·五脏生成》中有“色味当五脏；白为肺辛”。《灵枢·五色》 中有“白为寒”，“以五色命脏，白为肺” 。《灵枢.决气》 中有“血脱者，色白，天然不泽”。《证治准绳·察色要略》 中有“白色属肺金，主气血不足也，乃手太阴肺经之色”。

由此可见，中医认为五色主病，色白多为肺病。因为白色主肺，是肺经的本色。肺是负责气血运行的器官，如果气血不荣，肺运行到面的气血缺乏，就会出现面色苍白的症状。

病例中的患者眉头部位发白，则证明此人患有咽喉炎，或扁桃体炎，或胸闷气短，或肺部或呼吸系统有炎症。肺功能不好的人，一般大肠排泄功能也不好。所以，他还会出现便秘的症状。此外，患有肺部疾病的人还多有四肢冰冷、倦怠、头晕等气血不足的症状，一般在虚证、寒证、大出血、贫血、气喘等患者中比较常见。

【疾病链接】

面色发白不仅仅是肺部患病的显现，还可能是患上了贫血、阴虚、铅中毒等其他疾病。

面色淡白无华，嘴唇、眼睑内侧和脸颊苍白，就可能是患上了贫血，这是由于血液中负责氧气输送的血红素供应不足而引起的。

面色发白、虚浮，多属阴虚，可见于慢性肾炎、哮喘、甲状腺功能减退等病症的显现。

面色苍白，显现出失去光泽和血色的白，可能是急性病引起的阳气暴脱。如大出血、休克引起的血容量急剧下降，以及剧烈的疼痛造成的休克，这些患者有时还会出现冷汗、神志不清等症状。

面色灰白多见于铅中毒。如果面部灰白兼见白点或白斑，就可能是体内有寄生虫。

【中医疗法】

沙参玉竹老鸭汤

原料：沙参、玉竹各30克，老鸭1只，盐适量。

做法：把老鸭去毛、去除内脏，洗净后，放入砂锅内，同时放入沙参和玉竹，以大火煮开后，再转文火煲1小时以上。最后加入适量盐调味即可。

功效：滋阴润肺、清热去燥。适用于病后体虚或肺部燥热导致的便秘。对于肺部炎症患者来说，是很好的滋补食品。

川贝百合炖雪梨

原料：川贝母10克，干百合15克，雪梨1个，冰糖适量。

做法：先把雪梨洗净去皮，切块，再把川贝母和百合分别洗净，共同置于炖盅内，加入适量开水，以文火隔水蒸1小时。最后加入冰糖调味即可。

功效：清热润肺、祛痰止咳。适用于肺部炎症，证见咳嗽、口咽干燥的患者。

2. 面色变红提防心血管疾病

在生活中，人们总会去追求红润的面色，认为红光满面就是人体健康的表示。其实，这种看法是错误的。正常人的面色只是略带红润，表示血气充足；而一直面色发红，就有可能是疾病引起的。对此，不可大意。（图2-2）

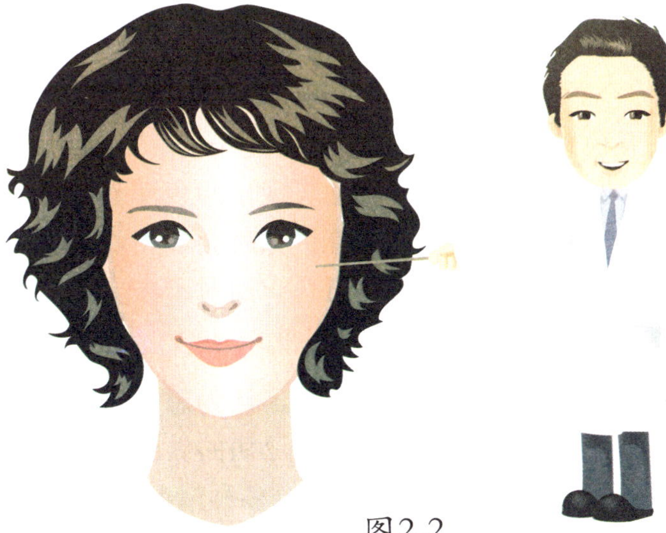

图2-2

【个案呈现】

一位中医学院的毕业生在一家中医院实习。有一天，医院来了一位女患者，五十岁上下。实习生热情地接待了这位患者，同时他注意到患者的面色发红，于是马上就想到患者可能是患上了高血压。

于是，他立即询问患者是否会有头晕、胸闷、心慌气短的症状。患者回答说有。他认为自己的判断有七八成正确，就推断该患者有高血压。而医生看了实习生的诊断，却并不认同。医生询问患者是不是还有燥热、出汗的症状，患者点头说有。听后，医生告诉患者是到了更年期，只需要进行适当的饮食调理即可，无需专门服用药物。于是，患者很感激地道谢离开了，而那个实习生却感觉十分疑惑。

医生分析说，看病时不能单纯从面色和症状来进行判断，患者的姿态、步态、穿衣的颜色、年龄、神态、性格、语速等内容都可以作为判断依据。而这位患者尽管显现出了脸色发红的症状，但和高血压无关，而是与年龄有关。她表现出的症状都是更年期的症状，故不能照本宣科地认为面色发红就是患上了高血压。

【中医分析】

在中医五色诊病理论中，赤色内应于心，为手少阴心经之本色，主热证。如果上了年纪的男性表现出脸色潮红，就可能有血压上的问题，这是因为面部毛细血管扩张就会显得红光满面：对于中年女性来说，则可能是更年期的问题；而对于中老年人来说，面色潮红就有血压升高或患上高血压的可能。

本案例中，实习生根据课本知识，认为患者有高血压，是忽略了患者的性别和年龄，而拘泥于五色诊病的做法。然而，面诊并不是一种单纯的诊疗方法，它是需要结合多种情况来进行判断的。

【疾病链接】

脸色发红还可能是患有心脏疾病、煤气中毒或急性感染等疾病。面颊与腮上发红，是心脏有病的表现；面孔泛出樱桃红色，则可能是煤气中毒；面色通红，并伴有口渴舌燥，甚至抽搐，常见于急性感染所引起的高热性疾病；肝炎患者肤色变红，则表明其肝脏功能长期受到严重损害；两颧部呈现绯红色，则表明此人患有结核病；面色潮红、兴奋不安、鼻翼扇动、口唇疱疹、表情痛苦、呼吸和脉搏增快，则表明此人患有急性疾病，如大叶肺炎、痢疾等。

【中医疗法】

紫菜瘦肉汤

原料：瘦猪肉100克，紫菜50克，酱油、盐各适量。

做法：先将瘦猪肉洗净切丝，用酱油腌10分钟。然后，将紫菜撕成小块，放入锅中炒片刻，再用清水浸泡开，洗净。最后，把紫菜放入砂锅中煮沸，放入瘦猪肉煲至肉熟，加盐调味即可。功效：滋阴润肺、清热降火。适用于由高血压引起的头晕、目眩等症状。

海带决明汤

原料：海带30克，草决明15克。

做法：先把海带洗净，浸泡2小时。然后连汤放入砂锅，再加入草决明，煎煮1个小时以上。

功效：清热明目、降脂降压。适用于高血压患者的辅助治疗。

3. 面色变青警惕心脏疾病

面色发青是明显不健康的面色，一般是由于缺氧导致的。在天气寒冷的时候，人的脸色也会发青紫。此外，如果出现发青的面色，切不可掉以轻心，因为患者可能患有心脏疾病。（图2-3）

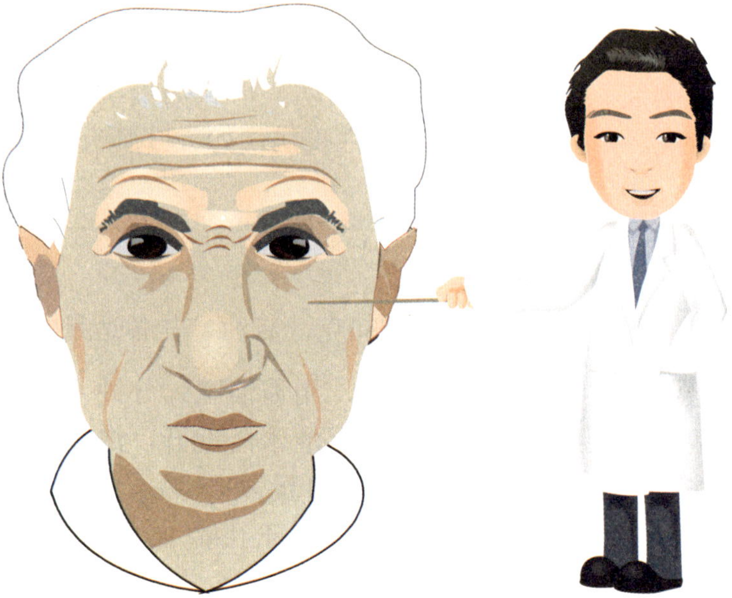

图2-3

【个案呈现】

李医生在上班的路上看到菜市场的门口围了一群人，职业的敏感让他走过去看，结果发现人群中有一位白发的老人半躺在路边，双目紧闭，脸色发青，众人都手足无措，议论纷纷。李医生迅速判断出老人是心脏病发作了。他马上查看老人的衣服口袋，发现里面有一瓶速效救心丸。他当即取出药丸，放进老人嘴里。然后，请围观的人群散开，让老人有一个更好的呼吸的环境。过了一会儿，老人慢慢苏醒站了起来，脸色也恢复了正常。一问之下，果然老人说自己患有心脏病。

【中医分析】

从本源来说，青色内应于肝，是足厥阴肝经的本色，主寒、主痛、主气滞、主血淤、主惊风。这是由于气血不通、气血阻滞，身体的氧气摄入不足，血液内氧气饱和度降低，从而导致面色呈现青紫色。面色发青常见于痛证、寒证、心血管疾病等。无论什么原因导致的窒息、先天性心脏病、肺源性心脏病、心力衰竭等疾病，都可能出现面色青紫。另外，过于寒冷或疼痛也可能导致面色发青或发紫。同时，阳气不足，导致气血运行迟缓或血行不畅，也会出现面色发青。

如果面色青紫，甚至出现青灰色，则多为心绞痛发作；而面色、口唇青紫，多见于肺气闭塞、呼吸不力；同时，还有一些心脏病患者，也会出现面色、口唇的青紫。

【疾病链接】

面色青白，可能是阴寒内盛、气血凝滞引起的风寒头痛或腹痛。面色发绀、紫绀也有可能是胃部或肠部痉挛性疼痛。胆道疾病引起的胆绞痛，可能导致面色青紫。面色铁青多见于肺结核病晚期、慢性支气管炎和严重的肺炎患者。如果幼儿出现面色青紫、高热的症状时，多为惊风的预兆。而如果患者无黄疸，而出现面色晦暗，呈棕黑色中透青灰，则多为肝硬化或肝癌晚期。

【中医疗法】

川芎白芷炖鱼头

原料：川芎3～9克，白芷6～9克，鱼头1个，盐适量。

做法：把鱼头洗净，和川芎、白芷一起放入砂锅中，炖煮成汤，加入适量食盐调味即可。

功效：行气活血、祛风止痛，适用于头风、痹症的治疗。

核桃山楂饮

原料：核桃仁100克，山楂20克，白糖适量。

做法：把核桃仁去皮，加水磨成浆，再调入适量清水。山楂洗净、去核、切片，加水煎煮成汁，滤出煎汁，再加入水煎煮。把两次煎煮的山楂汁混合在一起，倒入砂锅，加入适量白糖并待其溶化后，缓缓倒入核桃仁浆，煮沸即可。

功效：补血降脂。适用于冠心病、高血压等患者的辅助治疗。

4. 面色变黄警惕肝胆疾病

中国人虽然是黄皮肤，但面色发黄却可能是疾病的先兆。有些人面色发黄是因为食物引起的，有些人则是患上了疾病。如果是患有先天性胡萝卜素代谢转换酶缺乏症的人，一旦进食黄色或红色的食物过多，就可能出现面色发黄。而对于不是因进食导致的面色发黄，则要警惕是否患上了肝胆疾病。（图2-4）

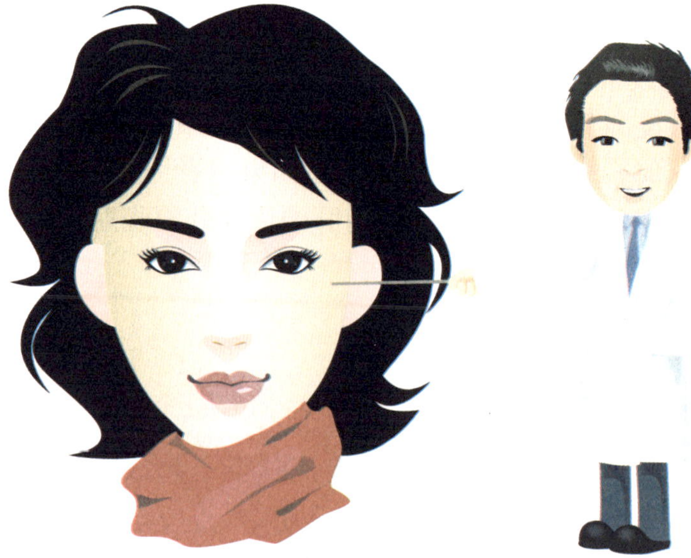

图2-4

【个案呈现】

小林是一家公司的白领，特别爱美，每天都嚷着减肥。有一段时间工作特别忙，天天熬夜加班，饿了的时候就喝一碗白粥。她还觉得挺好的，这下子能减肥了。可是过了两周，她发现自己的面色变得很黄，有时候粉底都盖不住。精神也不如以前好了，动不动就觉得累。她听人说面色发黄可能是得了肝病，心情十分紧张，就连忙请假去看医生。医生仔细查看了她的面色，发现她没有其他的肝病症状，又询问了她的生活习惯，断定她的面色发黄只是暂时性的。于是，叮嘱她调整生活习惯，多补充营养，不要为了减肥而牺牲了健康。于是，小林按照医生说的去做后，过了一段时间，她的面色就慢慢恢复了正常。

【中医分析】

中医认为，黄色内应于脾，为足太阴脾经之本色，主虚证、湿证。这是由于脾失健运，气血不充，或脾脏运转不利，水湿停滞，胆汁淤积肝胆，从而导致面色变黄、肌肤不荣。如果细胞损害或胆道阻塞就会使血液中的胆红素深入组织和黏膜，造成肌肤变黄，也称为黄疸。黄疸患者多发病较急，并伴有高热，而且可能有畏寒、恶心、呕吐、肝痛、极度乏力等症状。患有急性黄疸型肝炎、胆结石、急性胆囊炎、肝硬化等疾病时，都可能出现面色发黄的情况。

如果面色发黄，呈现新鲜的浅色或时消时退，则说明病情较轻，一般治疗后就能很快好转；如果黄色晦暗，无光泽，则可能是肝胆病末期或是肝胆肿瘤，必须加以警惕。

【疾病链接】

面色发黄还可能是其他疾病的征兆。过多食用胡萝卜、南瓜、橘子汁等蔬菜或果汁，也可使皮肤变黄，但一般仅出现在手掌、足底的皮肤。对于这种进食引起的面黄，只需停食胡萝卜、南瓜等胡萝卜素含量高的食物即可消退。如果皮肤呈黄色，且头发失去光泽、易于缠绕，则可能是甲状腺分泌失调。面色呈淡黄色，脸容干枯或虚肿，同时口唇苍白，但巩膜不黄，则是脾胃气虚之象，也是黄肿病的症状，多由于慢性失血，或大病之后气血亏耗，或寄生虫病等原因所致。此外，当患有疟疾或药物中毒时，也可能会引起面色发黄。

同时，一些不良的生活习惯也是造成面色发黄的原因，如长期偏食、经常熬夜、生活不规律及营养不均衡等。这些情况只需改善生活方式，纠正饮食习惯，以及补充营养，就能够恢复红润面色。如果不加注意，长此以往就有可能引起各种疾病。

【中医疗法】

红枣桂圆莲子汤

原料：红枣15～20粒，桂圆20粒，莲子20颗，鲜百合2个，枸杞30粒。

做法：把红枣洗净、去核，再把桂圆、莲子、百合、枸杞分别洗净。然后，共同放入锅中，加入适量清水煮开后，转小火煮20分钟即可。

功效：补血健脾、益气美肤。适用于贫血、面色发黄及身体虚弱者。

黄豆排骨汤

原料：黄豆200克，猪排骨300克，食盐、料酒、高汤、葱段、姜片、生抽、花椒、食用油、香菜各适量。

做法：将黄豆洗净浸泡1小时左右，并把猪排骨洗干净用刀切成段。坐锅点火后放入油，油温五成热时，倒入排骨段翻炒，同时放入料酒、生抽、高汤、花椒、葱段、姜片，炒出香味后，再盛入砂锅中，加入黄豆和适量清水。煮开后转小火慢炖3个小时，加入盐调味，出锅时撒入香菜末即可。

功效：补肝益肾、养血壮骨。适用于肝病患者的调养。

5. 面色变黑提防肾脏疾病

面色发黑是明显的不健康脸色，多为慢性病的征兆，以肾亏最为显著。发黑的面色往往是较凶险的疾病。古语中说："黑色出于庭，大如拇指，必不病而猝死"。可见，面色发黑是病情危重的信号，如果不及时治疗，还可能导致死亡。所以，一旦发现面色发黑，就要及时就医。

如果发现面色发黑，首先要考虑肾脏是否有问题。肾脏具有过滤的功能，能调节体内代谢水平。如果肾脏过滤功能降低，就会使废物长期堆积在体内，从而使皮肤呈现为暗黑色。（图2-5）

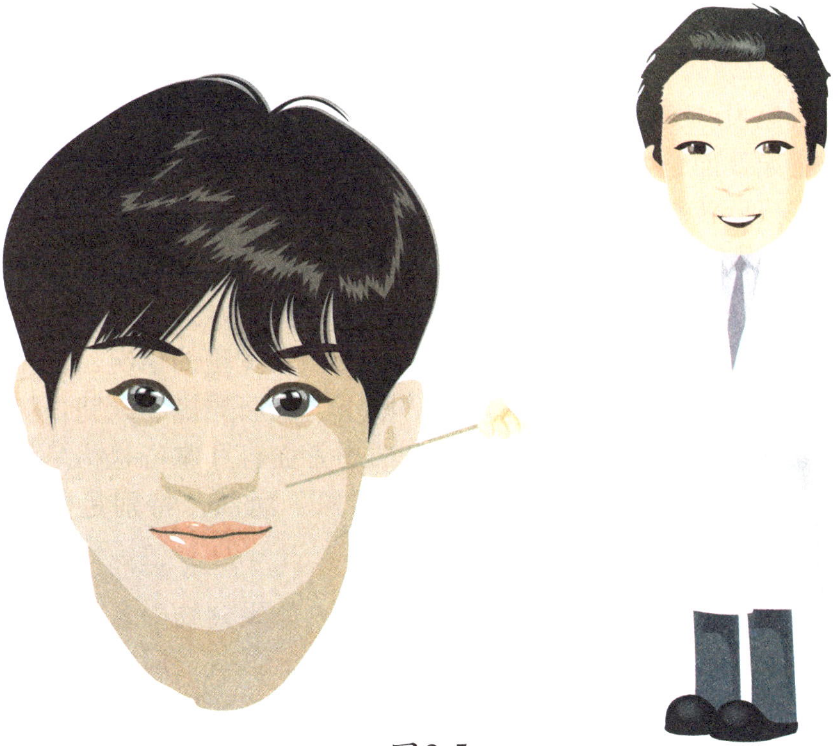

图2-5

【个案呈现】

小王一大早刚到公司，遇到清洁工刘阿姨。刘阿姨跟小王打了招呼后，就关切地问小王是不是没睡好，因为他看上去脸色发黑。小王答应说是，还说他一晚上小便好几次，而且手脚冰凉，觉得一晚上都没睡踏实。刘阿姨推荐小王去看中医，说这种情况可能是生病了。于是，小王去了医院，把自己的情况告诉了医生。医生看着小王发黑的面色，认为他有些肾虚，便给他开了一些补肾的药。

【中医分析】

中医认为，黑色内应于肾，为足少阴肾经之本色，主肾虚、主寒证、主痛证、主瘀血。阴寒内盛或肾精亏耗，或瘀血等原因，都可能导致面色发黑。肾上腺皮质功能减退症，慢性肾功能不全，慢性心肺功能不全等疾病也可能引起面色发黑。一般病情越严重，颜色越深。中医对于面色发黑，多采用补肾药物进行治疗。

【疾病链接】

面色发黑还有可能是其他疾病引起。如长期服用某些药物，也可能导致面色发黑，如抗癌药、砷剂等。对于药物引起的面色发黑，停药后就会恢复正常。很多女性使用化妆品不当，也会导致面色发黑。特别是肝脏功能不良或对阳光过敏的女性，更容易因为使用对皮肤有刺激的化妆品而导致面部色素沉着，患上“女性脸部黑皮症”。糖尿病患者也可能出现皮肤变黑、变粗的情况。胃部恶性肿瘤在未发现任何症状时，患者的腋下、肚脐周围和大腿内侧的皮肤经常会先变黑、变粗，同时，有的患者面容和掌心也略呈黑色。此外，黑变病患者的黑色素也大多堆积于面部，特别是前额、脸颊、耳后及颈部，非常明显。

长时间受日光照射也会使肤色变黑。如果食物中富含铜、铁、锌等金属元素，亦可导致皮肤变黑。因为，这些金属元素可直接或间接地增加与黑色素生成有关的酪氨酸、酪氨酸酶等物质的数量与活性。

【中医疗法】

淮山药芝麻糊

原料：淮山药15克，黑芝麻100克，牛奶200毫升， 冰糖、粳米各适量。

做法：先把淮山药去皮，洗净，切成小粒；黑芝麻炒香；粳米洗净，浸泡1小时后沥干。再将淮山药、黑芝麻和粳米共同放入盆中，加入牛奶和水拌匀，磨碎成茸。锅中放入适量清水，加入冰糖溶化后，把以上3味磨成的茸倒入锅中，煮开即可。

功效：滋阴补肾。适用于肝肾不足、身体虚弱者。

猪肾陈皮粥

原料：猪肾1个，陈皮6克，花椒10粒，粳米、食盐适量。

做法：先把粳米淘洗干净，猪肾洗净。然后，一起放入砂锅中，加入适量清水，放入陈皮和花椒，以中火慢煮成粥。挑出陈皮，放入适量食盐调味即可。

功效：补肾、养胃、强身。适用于肾虚腰痛等症。

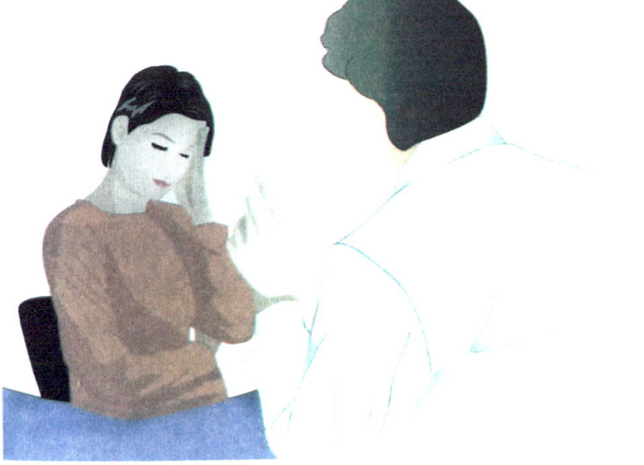

二、看肤质，知健康

人的面部，除了表现出不同的面色之外，还会有不同的肤质。有的人皮肤光洁细腻，十分白皙；而有的人则皮肤粗糙，有斑点。不同的肤质变化，也能够反映出脏器的疾病。如果面部表现出异常的斑点、丘疹等，就应及时加以关注。

1. 面部长斑警惕内分泌失调

很多人特别是爱美的女性，对于面部的雀斑十分在意，甚至不惜花费巨资，尝试各种方法，多方求治，想要祛除斑点。其实，一般的雀斑除了影响面容外，对于健康并无影响。然而，一些色素的沉着可能与某些疾病有着密切的关系，常可作为发现内脏器官隐患的信号。

【个案呈现】

面部常见的斑点有黑斑、白斑、黄褐斑、地图状斑等。黑斑表现为口唇周围出现黑色素，犹如沾染上了柏油小点，同时伴有腹痛，肚子经常咕噜咕噜地作响。色素沉着也不仅限于口唇周围，还可发生在口腔黏膜、手指、手掌、脚掌、眼、鼻等处，患者常出现发作性腹痛，甚至便血，重者会危及生命。

白斑多出现于儿童面部，浮现淡白色，如小指至拇指大的圆斑。

黄褐斑男女皆可见之，但以女性占多数。表现为患者面部呈大片的黄褐色或浅黑色斑，边界可清或不清，表面平滑。这种斑还可见于额部、两颊、唇周、鼻梁、下颌等部位。

地图状斑表现为在皮肤、黏膜出现色素沉着，且以身体的暴露部分、常受摩擦和压迫的部位（如乳头、会阴部、外生殖器、牙龈、口唇、指甲根部、趾甲根部和手纹）等处为主，形状好似地图。患者还常有低血压、无力、体重下降、食欲减退、恶心、呕吐等一系列不适表现。

【中医分析】

面部突然出现的斑点，表明所在部位的相应脏器失调。

黑色素斑证明患者可能患有胃肠多发性息肉综合征。现代医学证明，这是一种遗传性疾病，在一个家族中常有数人患病。但是，如果能提高警惕、及时求医，就能够发现胃肠息肉和出血部位，继而采取适当的治疗措施，最终可使病情得到缓解。

面部白斑常为有蛔虫病的征兆。斑大，表明蛔虫较多；斑小，表明蛔虫较少。

黄褐斑多与肝脏疾病有关。除了妊娠或生育后的妇女会患有黄褐斑，部分黄褐斑则可能与全身疾病有关，如慢性肝炎、肝硬化或女性生殖器官疾病等。子宫肿瘤、卵巢肿瘤、月经不调或闭经等，也会导致黄褐斑的出现。因此，若发现原因不明或伴有周身不适的黄褐斑时，应查明原因，以防肝脏病变。（图2-6）

地图状斑多是慢性肾上腺皮质功能减退症的征兆。这种疾病多半是由结核造成的，因此只要早期作出诊断，并及时给予正确、合理的治疗，就可以避免不良的后果。（图2-7）

○黄褐斑多与肝脏疾病有关。（图2-6）

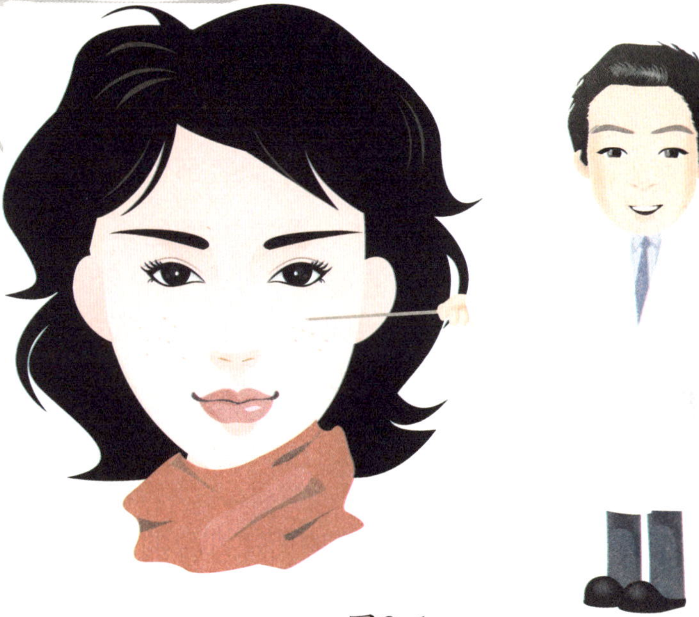

图2-6

○地图状斑多是慢性肾上腺皮质功能减退症的征兆。（图2-7）

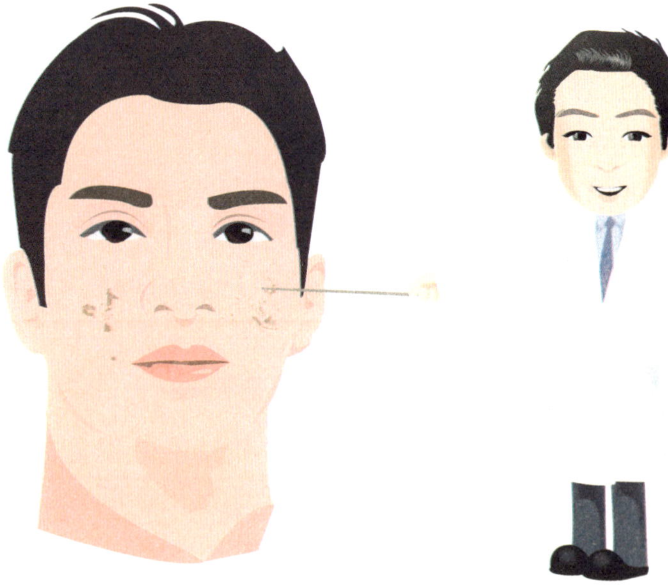

图1-36

【疾病链接】

发际有斑点，表明此人气血运行不畅通。女性眼睛周围有斑点，表明其患有子宫、盆腔疾病。面颊有斑点指与肝脏代谢障碍、胃肠功能下降、过敏性结肠炎、妇科代谢物不能及时清除等疾病有关。下颚有斑点、暗疮多与月经周期有关，比如经前会加重，经后会变轻，阳虚，怕冷，白带过多及风湿酸痛等。鼻下斑点指卵巢内分泌不足。脸侧有片状斑，表明此人脾气郁结、烦躁不安，或血压低。

此外，老年人的脸部和手背上容易出现寿斑，这是一种正常显现。而如果短期内突然出现大量寿斑，则可能是恶性肿瘤的警讯，应该立即到医院进行检查。

【中医疗法】

柠檬蜂蜜水

原料：新鲜柠檬片2片，蜂蜜适量。

做法：把柠檬片放入杯中，倒入热水，放至温热时，再加入适量蜂蜜调匀即可。

功效：美白祛斑、养颜润肺。适用于面部色斑的辅助治疗。

薏米粥

原料：薏米50克，大米50克， 冰糖适量。

做法：先把薏米洗净，浸泡3小时左右，与大米一同放入锅中。然后，加入适量清水熬煮成粥。最后，放入适量冰糖溶化即可。

功效：美白祛斑。适用于面部色斑的辅助治疗。

猪肾山药汤

原料：猪肾2只，山药100克，枸杞子50克，沙参50克，薏米50

克，料酒、胡椒盐、姜、葱各适量。

做法：将猪肾洗净，切开，除去筋膜，放冷水中浸泡2小时，并且每隔半小时换水一次，最后用热水焯一下，以去臊味，切成小丁，备用；山药去皮洗净，切丁，与其他药材一起放入锅中，再加入猪肾及适量水，并且同时加料酒、盐、姜、葱、胡椒等，先以大火煮沸，再以文火炖酥，即可食用。

功效：补肾健脾、补血养颜。适用于脾肾亏虚引起的黄褐斑。

2. 面部长痘痘警惕内分泌疾病

青春期的年轻人大都会受到青春痘的困扰，尽管他们自嘲为“青春美丽痘”，但层出不穷的疙瘩还是会大大影响面部的美观。而且，很多痘痘破溃或吸收后可出现暂时性色素沉着或凹状瘢痕。其实，面部长痘可能是内分泌疾病的征兆，也有可能是压力过大所致。（图2-8）

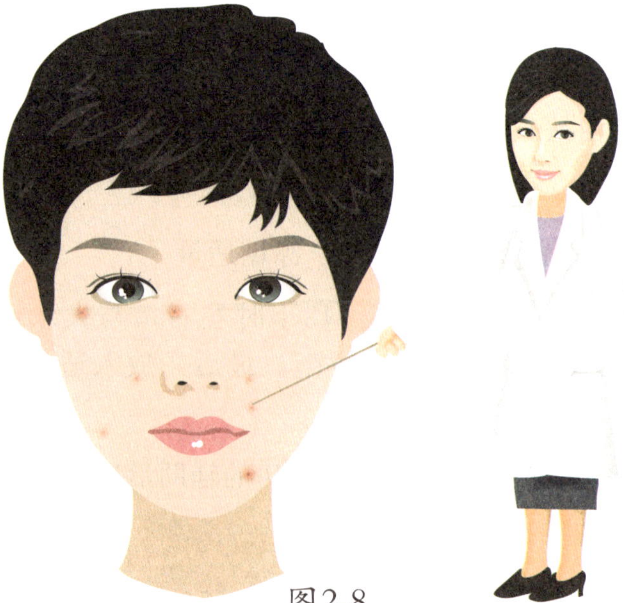

图2-8

【个案呈现】

若若刚满15岁，常被人夸皮肤好的她这些日子却犯了愁，脸上的红痘痘像雨后春笋一样冒了出来。她是个很爱美的女孩子，为了除去这些痘痘想了各种办法，吃过药，打过针，也用过各种各样的祛痘膏、祛痘霜，可是都只是短时间内生效，过一段时间，痘痘还是层出不穷。她觉得很苦恼，妈妈劝她说，这是青春期的正常现象，等过了青春期自然就好了。可是，若若还是很烦恼，脸上的痘痘让她变得不愿出门见人。为了帮助她缓解心情，于是妈妈带她去看了中医。中医认为这是肺经血热所致，就给她开了凉血润肺的药。

【中医分析】

一般情况下，青春痘是由于毛囊及皮脂腺阻塞、发炎所引发的皮肤病。人到青春期时，体内的激素会刺激毛发生长，促进皮脂腺分泌更多油脂，毛发和皮脂腺因此就堆积了许多物质，使油脂和细菌附着，从而引发皮肤红肿。随着人年龄的增长，体内的激素分泌会渐趋平缓，青春痘也会慢慢消失。但是，如果青春痘比较严重，则可能是压力太大导致的内分泌失调，需要平静心情及缓解压力。

焦虑和紧张情绪会刺激激素的分泌，促进皮脂腺分泌，从而加重皮肤表面的皮脂堆积，加重青春痘症状。只有保持愉快的情绪才能够让身体的代谢顺畅，从而缓解皮肤症状。为了缓解症状，需要注意清洁皮肤。此外，还要注意清淡饮食，因为辛辣、油炸食品会导致脾胃积热，上熏于肺，外犯肌肤。可在菜单中多增加些蔬菜、水果，减少奶油蛋糕、冰激凌、巧克力等食物，少吃姜、蒜、辣椒，少饮浓茶、咖啡等刺激性饮料，不吸烟、酗酒。

【疾病链接】

不同部位的痘痘所表明的疾病状况也不同。额头有痘表示心情不好、压力过大，也可能是肝脏里含有过多的毒素所致，故必须减少食用含糖过高的食物，更要避免饮用太多的酒精。眉心长痘表示心火旺盛，心脏不好，或者心事多。嘴唇周围有大颗痘痘且颜色红，表明饮食失调、有消化障碍，多半有口臭、便干。脸颊两侧长痘，可能是清洁不彻底的缘故，也可能是心情急躁、生活焦虑、工作压力过大所致。腮部有痘是肾气不足及膀胱湿热造成的。太阳穴附近出现痘，表明饮食不健康，即饮食中包含了过多的加工食品，造成胆囊阻塞，需要立即行体内大扫除。鼻子两侧出现痘痘或有轻微干燥脱皮现象，表示血液循环不良，可以适度地进行按摩，以加强这部分皮肤的血液循环，或是适量补充锌、B族维生素等。

【中医疗法】

紫菜牡蛎汤

原料：紫菜30克，牡蛎30克， 葱、姜、盐、食用油、香油各适量。

做法：先把牡蛎洗净。然后，在锅中放入适量食用油，油热后加入葱、姜爆香，放入牡蛎翻炒一会儿后，再加入适量水煮开，此时放入紫菜和适量盐。并在出锅前滴入几滴香油调味即可。

功效：清热凉血、滋阴润肺。适用于青春痘的辅助治疗。

番茄藕片

原料：番茄100克， 藕300克， 食用油、盐各适量。

做法：把藕洗净，切片；番茄洗净，切块捣汁。锅中放入适量食用油，油热后放入藕片翻炒，加入适量食盐。待快炒熟时，倒入番茄汁翻炒两下即可。

功效：清热除湿、凉血补阴。适用于青春痘的辅助治疗。

丝瓜肉片汤

原料:丝瓜50克，瘦猪肉20克，食用油、 盐、酱油、香油、葱各适量。

做法：先把瘦猪肉洗净切片，放入酱油中稍微腌会儿；丝瓜洗净去皮，切片；葱洗净，切成葱花。然后，在锅中放入适量食用油，油热后放入葱花爆香，放入肉片翻炒至七成熟时，加入丝瓜片翻炒，加入适量食盐和适量清水煮开。最后，在出锅前，滴入几滴香油调味即可。

功效：清热凉血。适用于青春痘的辅助治疗。

3. 面部长黑痣警惕恶性肿瘤

面部黑痣也是很多人会遇到的问题。如果是先天性的黑痣，即使会影响美观，但也不必大惊小怪，因为它对于健康是无碍的。而对于突然出现的黑痣，就要加以警惕，因为可能是恶性肿瘤的征兆。很多人觉得黑痣无关痛痒，这种看法其实是忽略了身体给我们的疾病信号。

【个案呈现】

黑痣也称色素痣或斑痣，是由正常含有色素的痣细胞所构成的最常见的皮肤良性肿瘤，偶见于黏膜表面。颜色多呈深褐或墨黑色，还有没有颜色的无色痣。黑痣多发生在面、颈、背等部，可见于任何正常人体。可在出生时即已存在，或在出生后早年逐渐显现。多数增长缓慢，或持续多年并无变化，但很少发生自发退变。有些黑痣在一定条件下可发生恶变， 故应重视。大多黑痣均属良性，对身体健康没有任何影响。但一旦恶变，其恶性程度极高，转移率也最快，并且治疗效果不理想。（图2-9）

专家发现，几乎人人都有黑痣。据统计，经进行细心的周身检查发现，正常人体最多可达50颗，一般平均有15～20颗。也正是因为黑痣的平常，导致很多人随意处置，从而造成很多不良后果。

有的人听信江湖术士胡言乱语，为了“驱凶纳福、广进财路”，当街乱点痣；有人不知深浅，自取腐蚀物随意点痣；有人随意抓挖，其后果，轻则留下瘢痕致畸，重则丧命。尽管黑痣存在恶性变的可能，但也不必过于担心。

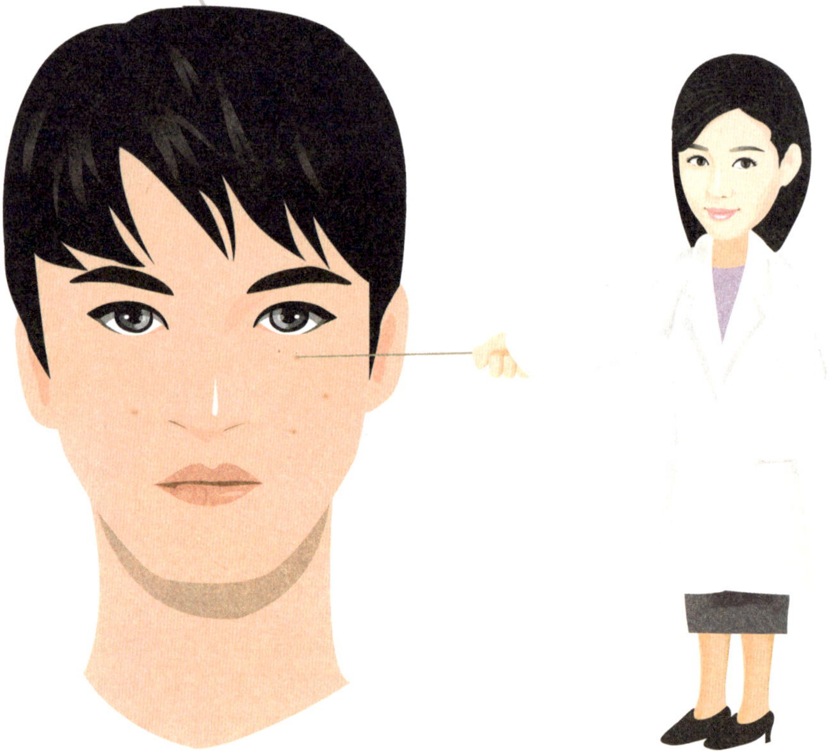

图2-9

【中医分析】

中医认为，面部的痣是经络止血凝滞而成。一般对人体健康无害；而一旦突然出现了变化，如颜色变黑、颗粒变大、痣边缘呈不规则线条等，就可能是皮肤癌。

一般的黑痣有大有小，表面光滑、无毛，平坦或稍高于表皮。

突起于皮肤表面的黑痣容易受到洗脸、刮须、摩擦与损伤，并由此引发恶性病变，如局部轻微痒、灼热和疼痛。如果黑痣的体积迅速增大，色泽加深，表面出现感染、破溃、出血，或黑痣周围皮肤出现小点、放射黑线，以及痣所在部位的引流区淋巴结肿大等，就要警惕恶性黑色素瘤。特别是中老年人，一旦发现面部黑痣在短期内迅速增大、色泽加深，就要及时就诊。

【中医疗法】

润肤西瓜盅

原料：西瓜1个，葡萄200克，银耳（罐头）150克，番茄50克，桃肉（罐头）50克，蜂蜜30克。

做法：将西瓜洗净，在1/6处切下一片，上、下片各刻成齿形，并挖取底座内瓤榨汁；葡萄洗净后榨汁；番茄烫后去皮，与桃肉一并切成小块。先将西瓜汁、葡萄汁加入蜂蜜拌匀，倒入西瓜盅内，再把番茄、桃肉小块连同银耳放入，稍作拌和，合上盖，置冰箱中，食用时直接取用即可。

功效：和胃清热、生津润肤。

玉竹拌响螺肉

原料：肥玉竹10克，西洋参3克，响螺肉150克，冰糖、酱油、香油、味精、盐各适量。

做法：先把响螺肉挑出，在沸水中焯透，并用凉开水冲冷后控干水分。把玉竹、洋参切成薄片，加冰糖和适量的水，上笼蒸，至软、透并待凉后，与响螺肉拌和，再加入酱油、香油、味精及盐调匀即可。

功效：养阴生津、泽肤润肌。

4. 面部长皱纹警惕代谢疾病

人们通常把皱纹看作是岁月的礼物，认为年纪大了，有皱纹才是正常的。很多人还会想尽办法控制衰老，预防皱纹。其实，很多时候，皱纹也是身体给我们的一个健康的信号， 提示我们某些脏器出了问题，是该对身体增加关爱的时候了。

【个案呈现】

皱纹是皮肤老化的征兆，皮肤表面因为收缩造成了一凸一凹的条纹。一般人在25岁以后，皮肤的老化过程开始，皱纹渐渐出现。出现的顺序一般是前额、上下眼睑、眼外眦、耳前区、颊、颈部、下颏、口周。面部皱纹有抬头纹、川字纹、鱼尾纹、鼻梁纹、眼袋纹、表情纹、唇上纹等。人体内皮肤水分不足、情绪低落、长期睡眠不足、过度暴晒等原因，都可能引起皱纹。科学研究发现，人吃盐过多也容易长皱纹。

【疾病链接】

每个人脸上的皱纹都能够反映出其性格特点和健康状况，所以只要对脸上的皱纹多加关注，就能够很好地把握自己的健康。

眼睛周围的弧形“笑纹”是肌体内结缔组织弱和听力下降的迹象，这样的人可能有痔疮。颧骨上的皱纹可能是肝脏功能异常所致。因为肝脏功能异常可使，体内新陈代谢速率降低，皮肤敏感性增高，从而导致皱纹出现。

颧骨上出现镰刀形皱纹，提示脚上可能有疾病。（图2-10）

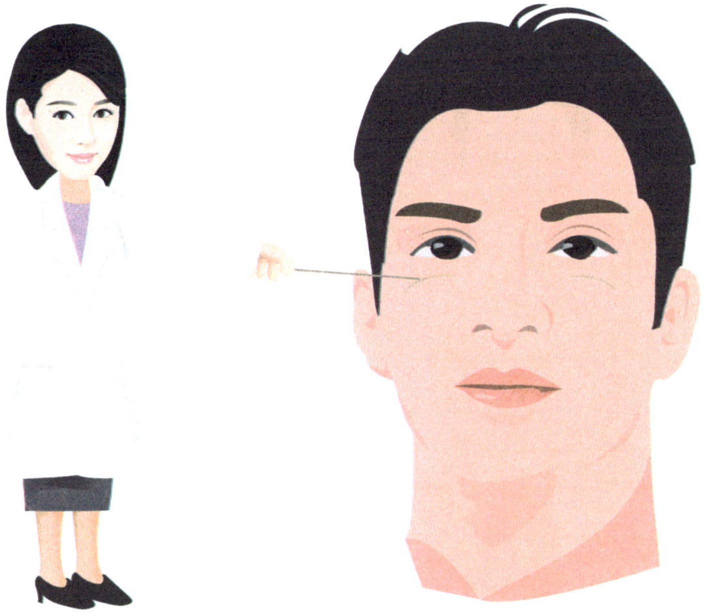

图2-10

前额上的皱纹不连贯，呈波浪状，提示此人很容易出现心绪不宁的情况。可能患有抑郁症状。（图2-11）

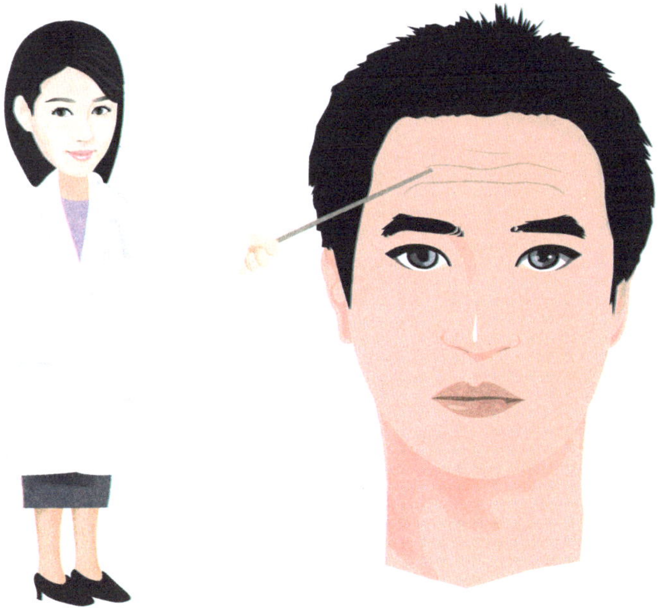

图2-11

○额头出现短的横纹，是神经衰弱、抑郁、焦躁的反应。（图2-12）

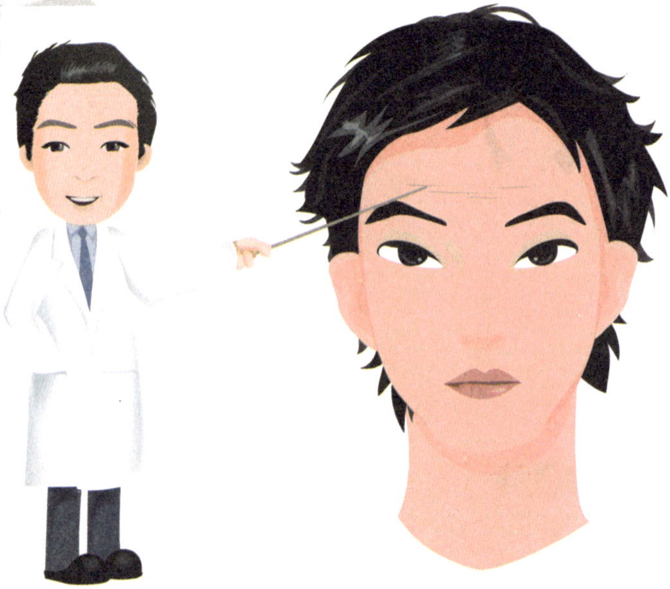

图2-12

○眼睛下面出现半月形皱纹，是肾、膀胱和心脏有疾病的征兆。（图2-13）

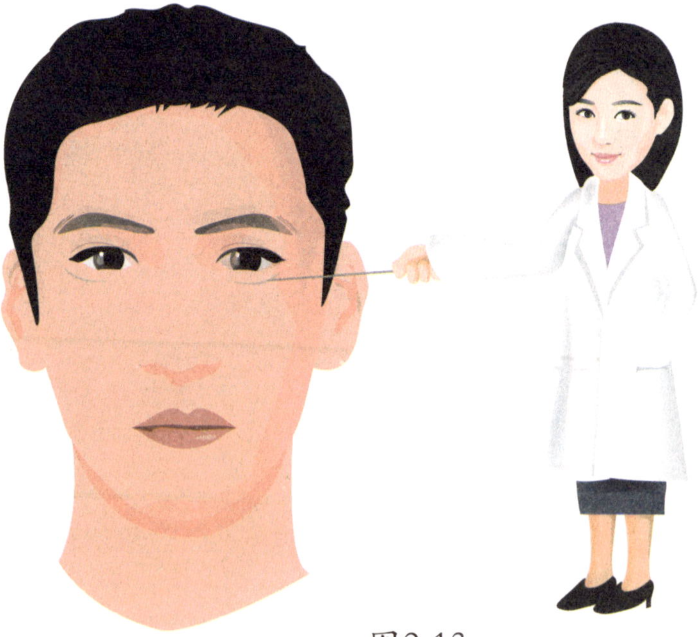

图2-13

◯如果脑反射区出现竖纹、双竖纹或川字纹，则说明此人用脑过度，脑循环不畅。长时间脑部缺氧，会引起头疼、偏头疼、记忆力下降等症状。如果脑反射区出现凹陷，则属于脑供血不足，这实际与心脏供血不好有直接关系。（图2–14）

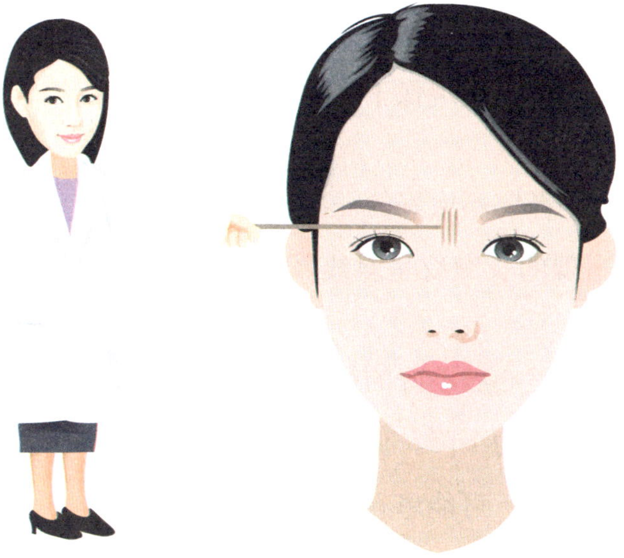

图2-14

◯鼻梁上出许多十字形皱纹，不排除脊柱或肾脏有严重病变的可能性，有这种皱纹的人脊柱通常会变形。（图2–15）

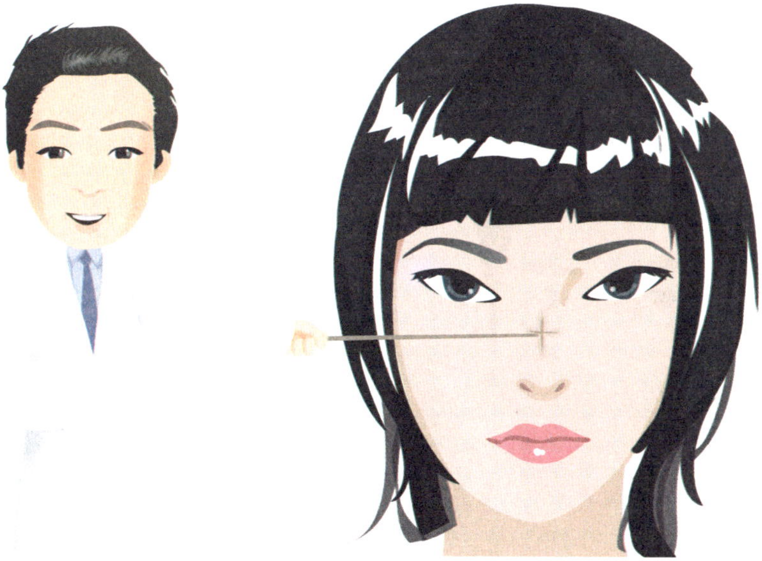

图2-15

○额头皱纹突然增加，表明肝脏负担过重，应少吃含动物脂肪高的食物，多吃清淡的食物。

○眼睛四周围干涩，或是出现像干燥地表的裂纹，表明缺乏B族维生素。

○眉间出现皱纹则是鼻窦不太好的征兆。

○从鼻子到唇边出现的长皱纹呈斜线，提示此人可能患有心脏疾病。

○上眼皮的皱纹密，是心脏不好的征兆。

○眼角鱼尾纹密，是听力下降、偏头痛的表现。

○嘴角纹、下巴有深纹，可能患有肠胃疾病。

○颈部皱纹深，应检查颈椎和新陈代谢系统。

○如果右脸比左脸的皱纹深，提示此人可能肝脏不好。

○下巴下面有“猫爪形”皱纹，说明此处的皮下脂肪层被破坏。

○面颊出现斜纹，提示此人有可能患有高血压。（图2-16）

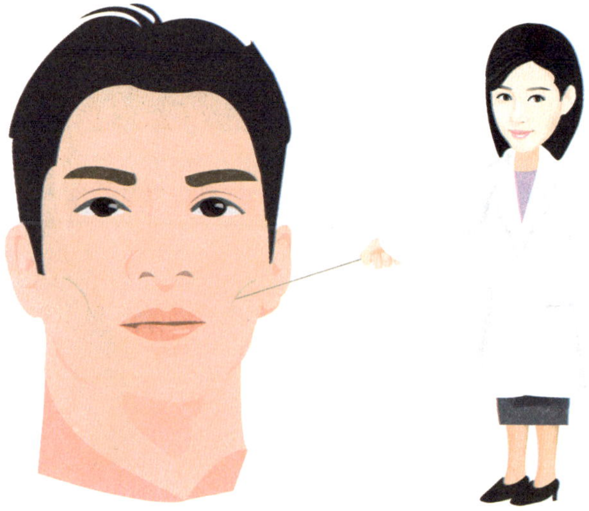

图2-16

【中医疗法】

灵芝鹌鹑蛋汤

原料：鹌鹑蛋12个，灵芝60克，红枣12个， 白糖适量。

做法：将灵芝洗净，切成小块；红枣（去核）洗净；鹌鹑蛋煮熟，去壳。把全部用料放入锅内，加清水适量，以大火煮沸后，再以文火煲至灵芝出味，加白糖适量，再煲沸即可。

功效：补血益精、悦色减皱。

地黄抗皱粥

原料：熟地黄、枸杞各20克，甘菊花10克，鸡脯肉100克，粳米60克，盐、生姜末、味精、葱花各适量。

做法：将鸡脯肉洗净，剁成肉泥。将熟地黄等3味中药水煎2次，取汁。粳米洗净，放砂锅内，加入药汁与鸡脯肉，以文火煨粥，粥成时加入盐、葱花、生姜末与味精调匀，再煮片刻即可。

功效：和血益肤、滋补肝肾、乌发固齿，久服有抗皱、抗衰老的作用。

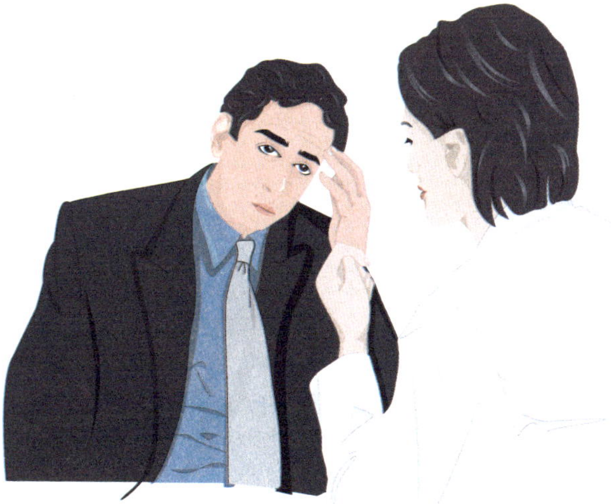

三、看面容，知健康

人的面容各有不同，正常人的面容应是眉目清秀、双目有神。皮肤有光泽，丰润适度。如果面容出现了异常，就可能是患上了疾病。面容有多种多样的变化，如浮肿、消瘦、抽搐等。对于这些异常面容，我们需要加以警惕。

1. 面部浮肿警惕心血管疾病

有些人在晚上喝水过多或睡眠太晚时，会出现面部浮肿。对此，只需调整生活习惯就能够很好地改善。除此之外，面部浮肿还可能是一些疾病的征兆。所以，一旦发现面部浮肿，就不可掉以轻心。（2-17）

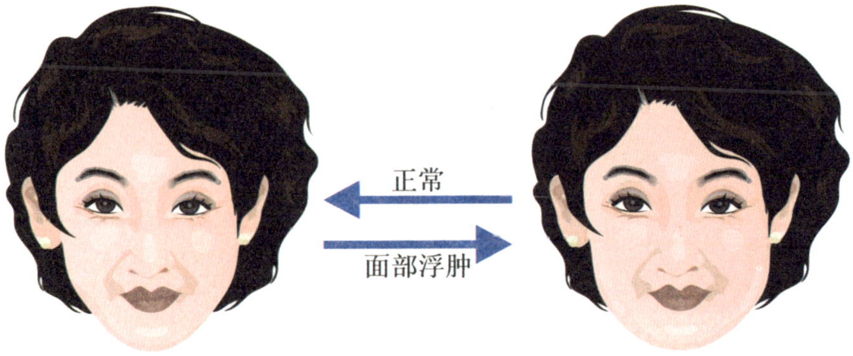

图2-17

【个案呈现】

张大妈刚退休，在家享受清闲生活，日子过得十分悠闲，可是，这些天她每天早上起床后都发现自己的面部浮肿，起初以为是晚上喝水多了，就有意识地控制晚上的饮水量。但她发现就算晚上不喝水，早上起来面部依然浮肿，迎着光看上去，皮肤亮亮的。严重的时候，她用手轻按脸部，一按就是一个小坑。她听说这有可能是严重的疾病，就到医院去检查。医生检查后发现，她患上了糖尿病。

【中医分析】

面部浮肿有阴阳、寒热、虚实之分。一般头面水肿，而且浮肿速度较快，随之上、下肢和腹部水肿的，多因为肺气失宣而起。而浮肿速度较慢，下半身先肿，随之胸腹、头面部浮肿的，多因肺脾肾阳气虚衰，不能运化水湿所致。面部浮肿常见于肾病、心脏病及糖尿病患者。

面部浮肿现象经常发生在血液循环代谢能力差的人身上，因为血液循环系统效果变差，就不能及时地将体内多余的废水排出去，使水分滞留在微血管内，甚至回渗到皮肤中，从而导致了浮肿现象。这种情况导致的浮肿一般起床活动后会慢慢消失。

【疾病链接】

面部浮肿，眼睑水肿苍白，眼裂小，额部有指压下凹现象，尤其是清晨症状严重，多为急性肾炎、慢性肾炎、肾病等。颜面苍白、浮肿，眼睑宽而松弛，表情迟钝而冷淡，黑眼珠上方露白，以及眼球突出，则说明此人甲状腺功能亢进。面容苍白、浮肿及缺乏表情，舌大唇厚，再加上声音沙哑、耳聋和全身皮肤粗糙等，则说明此人甲状腺功能低下。面部浮肿，双颊暗红，口唇紫绀，多为风湿性心脏病的二尖瓣狭窄病症的表现。

【中医疗法】

翡翠杞玉豆腐

原料：枸杞12克，玉竹10克，油菜心400克，嫩豆腐250克，植物油、盐、味精、淀粉各适量。

做法：将油菜心去根洗净，并用刀切十字形；豆腐切成6厘米见方小块。炒锅中1000毫升，待沸后倒入豆腐块，加盐3克，焯3分钟捞出；锅内加少许植物油，油温五成热时，下油菜心稍炒，加水及盐2克，沸5分钟， 捞出后将菜叶朝外，码在盘中。锅中加清汤、枸杞、玉竹，煮沸6分钟，加入豆腐、盐、味精，沸3分钟，用湿淀粉勾芡后，盛于盘中即可。

功效：养颜泽肤、滋肝和胃。经常食用能增白皮肤、减肥健美。

黑白凤爪汤

原料：黑大豆150克，鸡爪300克，白薇20克，料酒、盐、味精各适量。

做法：将黑豆拣去杂质，用清水浸泡30分钟，备用；鸡爪洗净，放沸水锅中，烫透取出过水；白薇用纱布包裹后，扎紧。锅中放水，加入黑豆、白薇及鸡爪，用大火煮沸，撇去浮沫，加入料酒后，改小火烩至黑豆、鸡爪均酥，加盐、味精调味即可。

功效：温中益气、滋阴补肾。经常食用能够补气血、养颜色。

2. 面部消瘦警惕肺部疾病

面部消瘦是很多患者都会出现的症状。特别是亲身经历过病痛或亲人经历过病痛的人，往往对于这一症状有深刻的认识。 患者会因为营养吸收不良或身体消耗过大而出现面部消瘦的现象，严重的

甚至面容枯槁。面黄肌瘦。如果在短时间内面容迅速憔悴、消瘦，就要警惕肺部疾病。（图2-18）

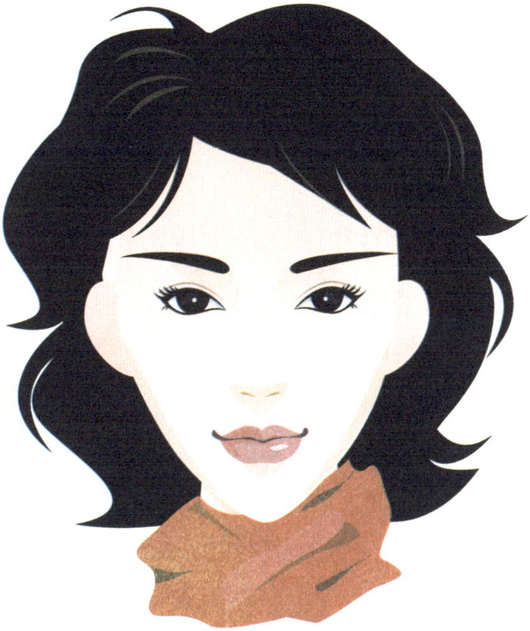

图1-4

【个案呈现】

众所周知，《红楼梦》中的林黛玉是个多愁、多病身。她从出生能吃饭就开始吃药，常年疾病缠身。书中说她先天不足，所以体弱多病、面容消瘦。尽管在贾府锦衣玉食，但林黛玉还是面容消瘦；即使是在身体状态好的时候，也没有面容丰满的情况。其实，林黛玉的疾病就是肺病。她咳嗽不断，有时候能咳出血来就是证明。

【中医分析】

面部消瘦又称为面脱，多为慢性消耗性疾病造成。由于营养不足，体内精血极度消耗，从而导致面部肌肉消瘦、两颧骨突出。到了病情危重的时候，甚至会面容枯槁。有些患者还可能出现面色灰暗、两眼无神、精神萎靡的症状。

【疾病链接】

如果面部消瘦而苍白，两颊红呈胭脂色，下午明显伴有低热，则说明此人可能患有活动性肺结核。

【中医疗法】

紫苏粥

原料：粳米50克，紫苏叶10克，生姜3片，大枣3枚。

做法：把粳米加水煮熟，加入紫苏叶、生姜、大枣同煮，待米烂熟即可。注意要趁热服用。

功效：润肺祛痰、除湿泻热。适用于肺炎的治疗。

橘皮粥

原料：鲜橘子皮30克，大米100克。

做法：把橘皮洗净切丝，和大米加水同煮， 煮沸后转小火熬煮一会儿，待米烂熟后即可。

功效：清热润肺、去火除湿。适用于肺炎的治疗。

3. 其他面容异常

人的面容异常有暂时性和永久性两种。由于环境或精神状态导致的面容异常，一般经过改变环境或调整精神状态即可改善，而先天性的或疾病性的面容异常则需要进行对症治疗。常见的面容异常有以下几种。

（1）面神异常

“神”指的是患者的精神状态、思维、意识、神采和表情等情况的总和。中医认为神是全身精神气血的综合反映，气血充盈的人才能神采奕奕；否则，只能精神萎靡。所以，查看面神是辨别患者病情轻重的关键。

得神：也就是正常的神色。即使是患病也精力充沛，双目灵活有神，反应敏捷，动作迅速，面色红润，表情活泼，语音洪亮，呼吸平稳，则说明此患者神气健旺、正气未伤。这样的患者，脏器功能未受损，往往能较快恢复。

失神：这是一种异常的神色，患者精神萎靡，神思恍惚，双目暗淡无光，面色晦滞，表情淡漠，言语低沉，呼吸急促，反应迟钝，有的甚至语言无力，答非所问。这样的患者往往正气已伤，病情严重，预后不良。对此，要注意预防疾病的突变。

假神：这也是一种异常的神色，就是从表面看上去像是有神，而实际上是无神的神色，多见于一些久病、重病、精神极疲衰的患者。如原本沉默寡言、语音低微、时断时续的患者，突然开始语言不休，且声音洪亮；原本面色晦暗的患者，突然两颧发红，如涂油彩；原本长久卧床的患者，突然能够正常坐卧，甚至下地行走。这都是“回光返照”的迹象，说明患者的病情会迅速恶化，其需要及时抢救，否则就有致命危险。

(2)笑容异常

笑容本来是人最美好的表情，可是有些异常笑容却是疾病的征兆。一旦发现这些异常笑容，就要警惕疾病。

痴笑：不断照镜子、扮鬼脸，情感反应幼稚，行为紊乱，说明此人患青春型精神分裂症。

苦笑：如果近期内有外伤，且伤口较深，数日后出现张口困难，面部肌肉痉挛，看起来似笑非笑，呈特殊的苦笑面容，则多为破伤风。

狂笑：大笑不止，状如疯癫，表明有精神性疾病，如反应性精神病、癔症、脑动脉硬化性精神病或狂躁症等。

狮子状笑：面部皮肤结节状增生，如狮子脸，常见瘤型麻风病患者，也见于淋巴细胞性白血病患者。

强笑：面容如硬挤出来的笑，常见于多次脑血管意外的后遗症，也可见于多发性硬化症。同时，常伴有发音和吞咽障碍等。

呆笑：常有张口不闭，口角流涎，无意识地笑，多见于老年弥漫性脑动脉硬化症。

假笑：眼裂扩大，鼻唇沟平坦，口角下坠，面部歪斜，多见于面部神经麻痹。

(3) 典型疾病面容

假面具面容：面部肌肉强直、言语或动作时表情无变化，多为震颤性麻痹和脑炎。

面神经炎面容：口角歪向脸侧，不能完成吹哨、鼓腮动作，眼裂增大，眼睑不能闭合、流泪，额纹消失，多为面神经炎。

二尖瓣面容：面部浮肿、双颊暗红、口唇紫绀，心慌气短，多为风湿性心脏病的二尖瓣狭窄。

满月面容：面容发红、胖圆，状如满月，由于两颊脂肪堆积，正面可能看不到耳朵，多见于长期使用肾上腺皮质激素或柯兴氏综合征。

肢端肥大症面容：头颅增大，面部变长，下颌突出，两颧隆起，耳鼻增大，多为肢端肥大症。

甲亢面容：因甲状腺分泌过多的甲状腺素引起的一种疾病，多表现为面部消瘦，双眼睑缩短，黑眼珠上方露白，眼球突出，很少眨眼，炯炯有神，并且带有惊愕的表情。

伤寒面容：表情淡漠，反应迟钝，少气懒言，俗称为“无欲貌”。此症状常见于肠伤寒、脑炎、脑脊髓膜炎等高热衰弱患者。

第三章 眉毛：疾病的风向标

眉毛是面部的重要组成部分，因此它对于一个人的表情有很大影响。在遇到困难时，人会眉头紧锁；而遇到高兴事时，则会喜上眉梢；与亲朋欢聚时，会眉开眼笑。可见，眉毛的微妙变化能够反映人的喜怒哀乐。眉毛除了有这些功能外，还是身体健康的风向标，能够预示人体的健康状况。

一、眉毛与健康

很多人认为的眉毛除了美观之外，就没什么大的作用了。其实，不然。古代的观人术，就有通过对眉毛的观察，来分析一个人性格的内容。同时，眉毛对于健康也有着十分重要的作用。只有深入了解这些内容，才能够更好地观眉识健康。

1. 小小眉毛作用大

古文中有“眉者，媚也，两目之华盖，一面之仪表”的说法。可见，眉毛对于面部的修饰作用。此外，人们常说，眼睛是心灵的窗户，那么我们可以把眉毛看成是窗帘。眉毛位于眼睛上方，可以说是眼睛的“卫士”，是眼睛的一道天然屏障，对眼睛有很好的保护作用。

眉毛的构造和人体的其他毛发相似，其生长的好坏和毛囊、毛乳头密不可分。每个正常毛囊的基底部分或乳头部分均有各自数量不等的血管伸入毛球，这些血管和毛囊下部周围的血管分支相互交通，构成乳头部的毛细血管网，而毛囊两侧乳头下的毛细血管网，以及毛囊结缔组织层的毛细血管网，又形成丰富的血管丛，血液通过这些血管网和血管丛，提供毛发生长所需要的物质营养。

此外，眉毛的生长还靠神经及内分泌控制和调节。内分泌对于毛发的影响十分明显。内分泌运作正常，毛发就显得润泽浓密，否则就可能出现干枯、脱落的现象。

眉毛的生长具有一定的规律性，也就是呈现周期性。生长期约为2个月，休止期可长达3～9个月，之后便自然脱落。其生长速度受性别、年龄和季节等因素的影响。

2. 眉毛也能辨疾病

对于正常人来说，眉毛的自然状态应该是粗长、浓密、润泽、乌黑发亮的。如果眉毛稀疏、短秃、枯脱、萎黄，就说明眉毛异常。《黄帝内经》有云：“美眉者，足太阳之脉血气多；恶眉者，血气少也。”可见，眉毛属足太阳膀胱经，依靠足太阳经的血气而盛衰。所以，眉毛浓密说明足太阳经血气旺盛；而眉毛稀短、细淡、脱落，则说明足太阳经血气不足。

汉代的医圣张仲景说过：“为医者诊疾断情，不面诊观阙庭，焉得病情？”而这，正说明了看眉毛的重要性。相传他在初遇建安七子之一的王粲时，从其眉间看出了疾病，认为他心肺功能不佳，于是嘱咐王粲服食五石散。王粲不以为然。张仲景再三相劝，甚至预言王粲如不及时就医，20年后会眉毛脱尽而死。王粲认为张仲景只是在故弄玄虚，并没有听从劝告。20年后，王粲正是有为之年，却脱眉而死。临死前，他才后悔自己当初不该不听张仲景之言。

由此可见，从眉毛是可以看出疾病的。如果发现自己或家人的眉毛有了异常，切不可掉以轻心。

二、观眉识疾病

大家知道，眉毛和身体的健康是息息相关的。只要细心观察生活中的长寿老人就会发现，他们的眉毛往往很长。在传统画作中，我们也能注意到，寿星的眉毛总是很长，甚至垂到脸颊边。这虽有夸张之意，却也说明了眉毛和健康的关系。

1. 眉毛脱落警惕肾脏疾病

眉毛是有生长周期的，到了一定的时间，正常的眉毛也会脱落。如果眉毛经常脱落的话，我们就要警惕肾脏疾病。

【中医分析】

中医认为，眉毛的浓密与人的肾气强弱与气血有关。眉毛浓密，说明气血旺盛，肾气充沛，身强力壮；而眉毛稀淡、恶少，则说明其肾气虚亏，体弱多病。

当然，衰老也会造成眉毛脱落。如果40岁以后，眉毛外侧逐渐脱落，则不必紧张，这是自然衰老的象征，而如果没到40岁眉毛就开始较频繁地脱落，则是人体早衰的象征。特别是外眉三分之一过于稀疏或脱落，则说明肾气衰减，多有肾上腺皮质功能减退症、脑垂体前叶功能减退症或甲状腺功能减退症等。（图3-1）

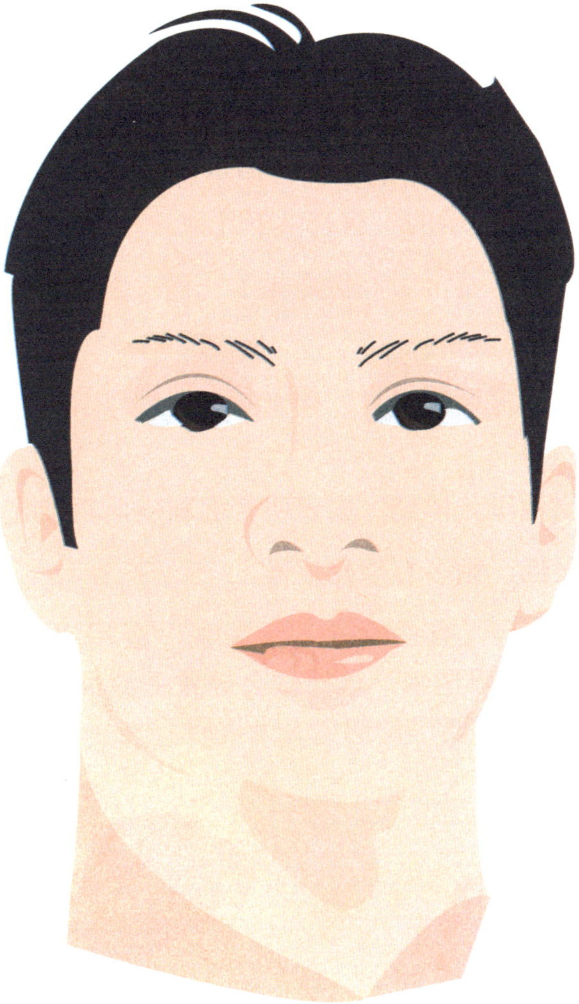

图3-1

【疾病链接】

麻风病患者早期可出现眉毛外部1/3的皮肤肥厚和眉毛脱落；有白癜风的人，眉毛的根毛首先变白；有的斑秃患者，眉毛会在一夜之间突然脱落；有营养缺乏症的患者，也会出现脱眉；同时，服用抗癌或抗代谢药物，也会导致眉毛脱落。

2. 眉毛变色警惕其他疾病

正常的眉毛呈现浓密的黑色，如果眉毛改变了颜色，则是疾病的预兆。眉毛变色提示的疾病有以下几种。

(1)眉毛变黄，看上去好像烧焦了一样，则表明肺气虚，可能有营养不良。

(2)眉毛干燥，眉梢很直，如果是女性则有月经不调，男性则表明神经系统疾病。

(3)女性眉毛过分浓黑，则表明肾上腺皮质功能亢进。

(4)眉毛发红，则多有烦热症候。

需要注意的是，有些女性为了美观，会用镊子拔掉散乱的眉毛，修整出漂亮的眉型来。这样做会导致毛囊炎等皮肤感染，对健康非常不利。所以，要尽量避免人为拔眉。

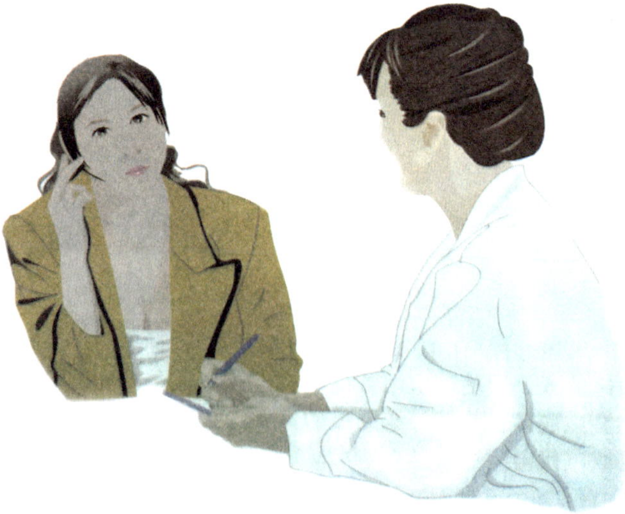

第四章 眼睛·健康的窗口

眼睛是人体的重要器官，也是健康的窗口，不管是工作还是学习，我们都离不开眼睛。一双炯炯有神的眼睛能够让你很容易赢得别人的好感。中医认为，眼睛和人体的精气有密切的关系，只有气血充足，才能双目有神。所以，通过观察眼睛的异常与否，就能很好地判断身体的健康状况。

一、看眼睛颜色，知健康

我们既可以通过眼睛来观察世界，也可以通过眼睛来诊断疾病。身体的很多疾病都可以通过眼睛观察出来。正常的眼睛黑白分明，如果眼睛颜色出现了变化，我们会很容易发现，并且能够诊断出身体的疾病。

1. 眼睛变黄警惕肝脏疾病

眼睛虽然只是人体的一个小器官，却和五脏六腑有着千丝万缕的联系。如果眼睛变黄，就需要警惕肝脏疾病。

【中医分析】

中医在很早以前就认识到眼睛是五脏六腑的缩影，眼睛的特定部位与相应的脏器有关。在这一理论基础上，中医有了“五轮八廓”之说。“五轮”说认为，眼睛的眼睑属脾，内外两眦部属心，白睛属肺，黑睛属肝，瞳神属肺。而“脏有病，必现于轮”。所以，眼睛“五轮”的变化就能够反映内脏病变。而“八廓”说则把眼睛分为八个部位，对应不同的脏腑。中医还认为，“五脏六腑之精气皆上注于目，则目能视万物、辨五色”。一旦五脏六腑功能失调，眼睛上就能够表现出来。

眼睛的变化可以直接反映肝脏的情况。眼白通常为洁白并富有光彩，一旦变为黄色，特别是鲜黄色，就说明此人是肝脏解毒功能不好，患有肝脏疾病，如黄疸。当血液中黄疸指数在正常值的2倍以上时，眼白就会有变黄的现象。

【疾病链接】

眼白变黄，还可能是肝炎、肝硬化或胆管疾病。妊娠中毒也会导致眼白变黄。同时，还要警惕一些溶血性疾病。 此外，地中海性贫血也会导致眼白变黄。（图4-1）

眼白除了变黄以外，还可能出现其他颜色变化。如眼白变苍白，表明白眼球部位血液过少，预示着人体贫血，另外，还可能是

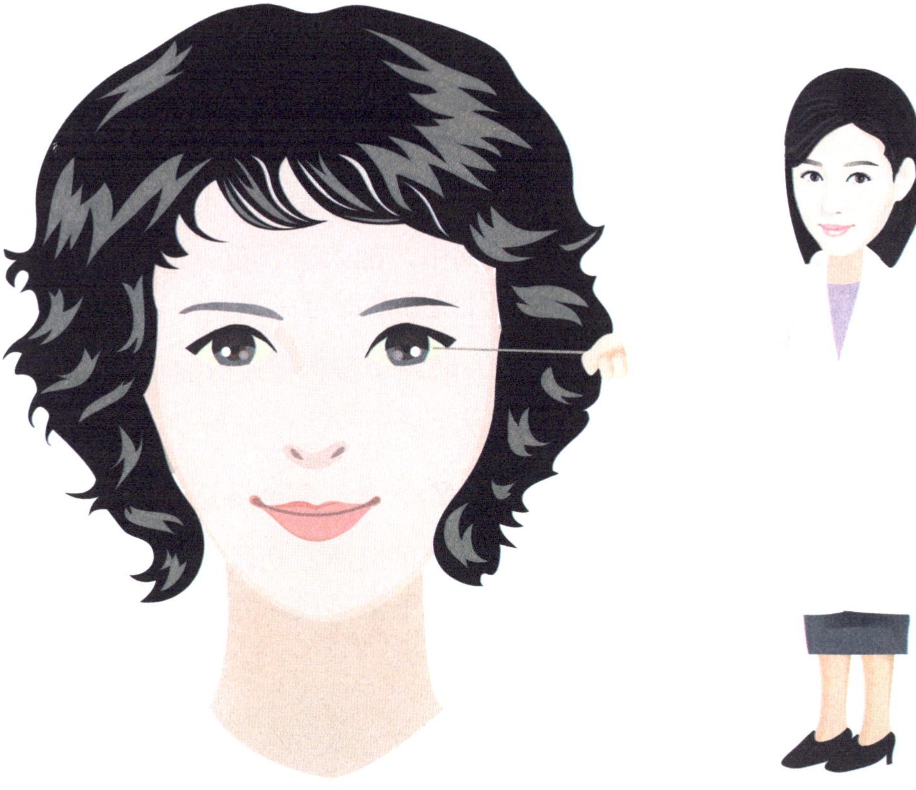

图4-1

患有心脏病和循环系统疾病；如果眼白严重发白，则说明肺部有病；眼白变暗，失去光泽，说明有过敏问题；眼白变蓝，多是慢性缺铁性贫血的征象，如呈蓝色则可能患中度或重度贫血症，这种情况多见于孕妇和儿童；如果眼白有出血片的情况，则多为动脉硬化，特别需警惕脑动脉硬化；眼白出现绿点，多半患有肠梗阻。眼白上有黄色小点，且质硬，多为结膜结石；眼白上有小红点，是毛细血管末端扩张的结果，多见于糖尿病患者；眼白如果出现，圆形、三角形或半月形双色、蓝色或黑色斑点，则是疸蛔虫病的症状。

【中医疗法】

龙眼枸杞炖鸡

原料：龙眼肉30克，枸杞30克，大枣30克， 鸡1只，葱、姜、黄酒、盐、香油各适量。

做法：先把鸡去内脏，洗净；枸杞、龙眼肉和大枣分别洗净，放入鸡腹中。然后，把鸡放入炖锅中，加入葱、姜、适量黄酒、盐和清水，炖煮至鸡肉烂熟，滴入几滴香油即可。

功效：清肝明目、补脾养血。适用于缓解视疲劳症状。

胡萝卜菠菜汤

原料：胡萝卜200克，菠菜100克， 盐、香油各适量。

做法：把胡萝卜洗净，切片；菠菜洗净，切段。锅中加入适量清水，烧开后，放入胡萝卜片煮熟，下菠菜段，并加入适量食盐。待煮开后滴入几滴香油即可。

功效：经常食用能够明目补肝。

核桃枣杞鸡蛋羹

原料：核桃仁300克，红枣250克，枸杞150克，鲜猪肝200克，鸡蛋2个，糖适量。

做法：核桃仁微炒去皮，红枣去核，鲜猪肝洗净切碎，和枸杞共同放入瓷盆中，并加入少许水，隔水炖半小时，备用。每日取2～3汤匙，打入2个鸡蛋，加糖适量蒸为羹。

功效：益肾补肝、养血明目，可改善近视、视力减退及头晕健忘、腰膝酸软等症状。

2. 眼睛变红警惕病菌感染

眼睛是五官中最能够表达情感的器官，眼睛的表情十分丰富，一双美丽的眼睛能够为一个人增色不少。但是如果眼睛变红，则要警惕身体疾病。

【个案呈现】

最近小明发现自己看不清黑板上的字不清了，他用手揉一-揉眼就能清楚一会儿，他就不断地揉眼，眼睛都被揉红了。于是，妈妈带他去做了视力检查。医生给他做了常规检查之后，发现他的眼睛有些红肿。医生告诉他，他可能有食管逆流的问题，而且如果生活方式不改变，可能会发展成糖尿病。妈妈-听大为吃惊， 原本以为孩子只是近视或有轻微的感染，谁知道会有这么严重的问题。眼科医生的诊断让妈妈半信半疑——眼睛怎么能看出糖尿病来呢？于是，她又换了一家医院去给小明做检查。

医生检查之后，发现小明果然有食管逆流的问题。医生也提醒小明的妈妈，需要改变孩子的生活方式，不然将来很可能患上糖尿病。说法和前面那位医生说的一样。这下妈妈真的相信了，（图4-2）

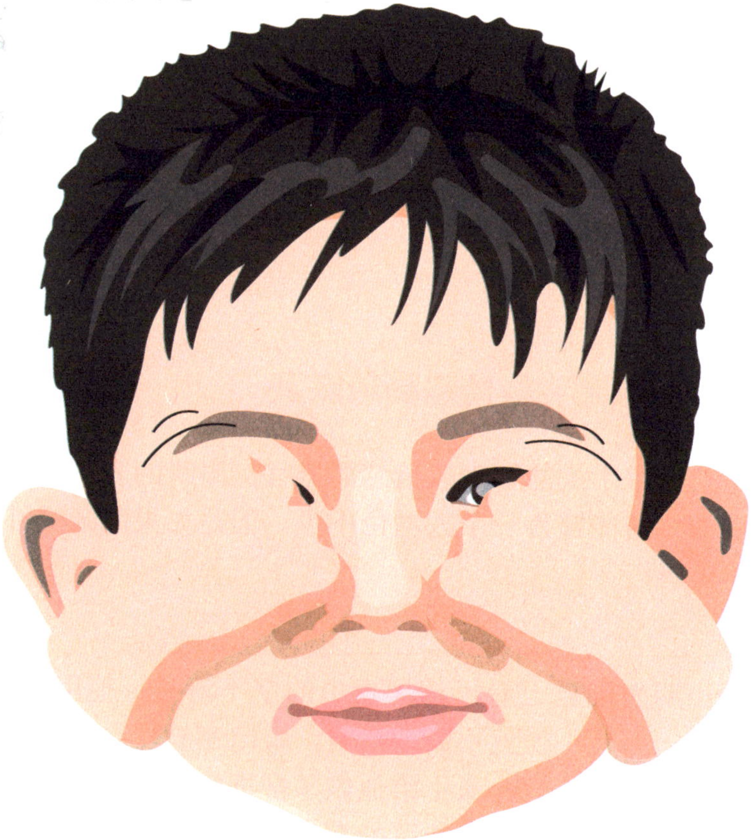

图4-2

【中医分析】

中医认为，眼球的不同部位代表了不同的脏器。所以，按照这一理论把眼球分为不同的经区，人体的脏腑都有相应的代表区域。观察眼球上相应区域的变化，就能够诊断疾病。如果眼球结膜充血或眼白变红，可能是眼睛受细菌感染所致，也可能是相应的脏器出了问题。

如果两眼发红且有分泌物、发痒、异物感及痛感，就可能是由细菌或病毒感染导致的巩膜炎，应到医院做详细检查。

【疾病链接】

如果眼白充血，还可能是严重失眠、心功能不全、血压高、胸溢血等疾病；如果单侧眼白发红，则可能是感染了性病；如果眼白鲜红，多为新病、急病或热病；若眼白紫红，则可能是瘀血所致；眼白浑浊且呈红色，则表明病情加重；如果眼白红中带黄，则提示病情好转；如果眼球结膜充血，面部及眼眶区、颈、胸部皮肤发红，压之褪色，则多为流行性出血热；眼白明显充血，也可能是血液循环不畅导致，可以活动一下头、颈、肩部，疏通上肢血流，再好好睡一觉， 让眼睛充分休息，就能减少红血丝。

【中医疗法】

保护视力的日常措施有以下几项。

养目：平时注意膳食均衡，做到粗细、荤素搭配，保证微量元素和维生素的补充，多吃新鲜蔬菜、水果及海产品等，少吃糖及其他甜食。

极目：早晨在空气清新的地方，自然站立，两眼先平视远处的一个目标，再慢慢将视线收回，到距眼睛35厘米的距离时， 再将视线由近而远转移到原来的目标上。如此反复数次，然后再进行深呼吸运动，对调节眼功能有一定好处。

熨目：每天早晨或睡前取坐姿或立姿，闭目，两手掌快速摩擦至发烫，而后迅速按抚于双眼上，这时眼睛会感到有一股暖流。如此反复数次，可通经活络及改善眼部血液循环。

以热水、热毛巾或蒸汽熏浴双眼，每天1~2次，每次5分钟左右。可在洗脸、喝热水时进行，也可单独将菊花、竹叶之类的中药水煎取汁，趁热熏眼部，待水温后再以药水洗眼，有清热明目之效。

运目：站立于窗前，顺时针方向或逆时针方向依次注视窗户的上、下、左、右四个窗角，可舒筋活络、运转眼球及改善视力。每日早、晚各做5~10分钟。

补目：中医认为，肝开窍于目，肝得血而能视。食用动物眼睛和肝脏可以睛补睛，以脏补脏。因此，多吃动物肝及眼睛可有效地保护眼睛，如猪肝鸡蛋汤、洋葱炒猪肝、瘦肉炖猪睛、香菇鱼头等。

3. 黑眼珠变色有异常

正常人的黑眼珠呈现暗黑色，有光泽。在文学作品中，常用“目如漆点”来形容一个人的眼睛很有神采。而一旦黑眼珠出现了颜色异常，就可能预示不同的疾病。

【中医分析】

中医认为，只有黑白分明、明亮有神的眼睛才是健康的。如果黑眼珠变得暗淡无光或其周围出现了其他颜色，就需要警惕身体的脏器疾病。

【疾病链接】

如果眼球发雾、发灰，可能是角膜炎或角膜溃疡所致；如果眼球只是发灰，则多为角膜瘢痕；如果黑眼珠周围出现红色，有点状白色浑浊，同时有眼疼、怕光、视力不好等症状，可能是虹膜炎；如果黑眼珠呈灰暗色，可能是梅毒所致，也可能由风湿病、结核病或病毒性感染引起；如果眼球周围出现绿色圆环，说明体内积累的铜过多，即铜代谢失常，若如果不加注意，可能会造成生命危险，所以，应及早治疗；黑眼珠周围出现白色环，说明体内胆固醇水平增高，可能会出现脑动脉硬化或心脏病。

【中医疗法】

从古至今，历代养生学家都主张“目宜常运”，并摸索出种类繁多、简单易学的养目护眼妙法，以下介绍其中四种方法。

闭目放松法：静心闭目片刻，以两掌轻捂双眼，两肘支撑在桌子边沿，全身肌肉尽量放松。30秒钟后，睁眼闪眨多次。每日做3～5次。此法能明显改善视力，特别适用于经常阅读和写作的中老年人。

入静养目法：端坐，全身放松，眼微闭，双手放在膝头，手心向上（有心脑血管病者手心向下），自然放松，静养15分钟。然后，慢慢睁开眼睛，深吸三口气，气沉下丹田。每天早、晚各做一次。

远眺按摩法：每日晨起在空气新鲜处闭目，眼球从右到左，再从左到右各转5次，然后突然睁眼，极目远眺；平稳站立或坐定，用眼依次注视左、右、右上角、左上角、右下角、左下角，反复5次；用洁净的两手中指由鼻梁两侧内角鼻凹处开始，从上到下环形按摩眼眶，然后眨动20次。

转动眼球法：坐在床边或椅子上，双目向左转5圈，平视前方片刻，再向右转5圈。每日早、晚各做一次，不要间断，日久必见成效。

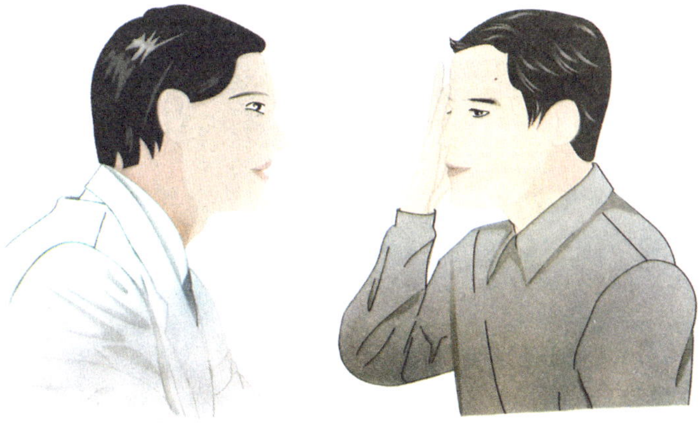

二、看眼形，知健康

除了眼睛的颜色变化可以预测疾病外，眼球的形状改变也是预测疾病的手段之一。尽管每个人的眼睛长相各异，但很多眼睛变形的情况都是由疾病导致的。

1. 眼球突出警惕心脑血管疾病

在日常生活中，有时会见到两眼向前突起的人，俗称金鱼眼。一般情况下， 这是天生的，不是病理现象。而如果眼睛正常的人，突然出现了眼球突出的症状，就可能患上了严重的疾病。（图4-3）

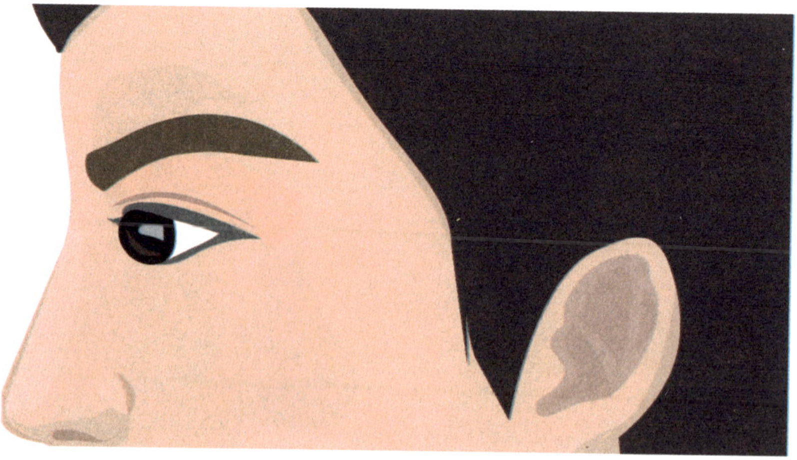

图4-3

【中医分析】

我们知道，眼睛的不同部位代表了不同的脏器，所以眼睛的异常也说明了脏器异常。眼球突出不是由一种原因引起的，而可能是全身性的疾病。如果眼球突出症状明显，则要警惕心脑血管疾病。

【疾病链接】

如果单侧眼球突出，多为颅内疾病引起，最常见的是脑肿瘤，如血管瘤、纤维瘤、肉瘤、神经胶瘤等。双眼突出，则多为甲状腺功能亢进，患者除眼球突出外，还有心慌和甲状腺肿大症状。此外，高血压、血友病及帕金森病也会呈现眼球外突症状。一些眼部疾病也是造成眼球突出的原因，如继发性青光眼、高度近视等。

2. 眼球凹陷警惕绝症

我们在日常生活中会发现，有些久病的人往往眼窝深陷，十分瘦削。由此可见，眼球凹陷是一种不健康的症状。如果发现这种情况，就要警惕身患绝症。

【个案呈现】

一家中医诊所里来了一位患者。医生查看了患者的面部后，发现他眼窝深陷。在中医中一般认为眼窝深陷可能是胃气虚。于是，医生就迅速地查看了患者鼻翼颜色的变化，还看了耳朵上的胃区。但医生发现，患者只是眼窝深陷，在别的部位都找不到支持胃不好的证据。医生就细心地为患者把脉，结果发现患者两寸脉弱。于是，他就认为患者可能的患病部位在头。由于眉属膀胱经，膀胱即太阳，太阳居最上，定要往下照， 因此，认为病位在头。 医生要求患者吐舌看看，结果患者还没伸舌就长出一口气。医生断定他的症状确实在头，因为他没有胃的症状，医生就问他是否有头晕的症状。一问果然，患者说有家族性低血压，经常头晕。医生再问患

者，除了有头晕还有什么其他问题，患者回答说有脱肛。医生便提出了用提升中气的治疗方法。（图4-4）

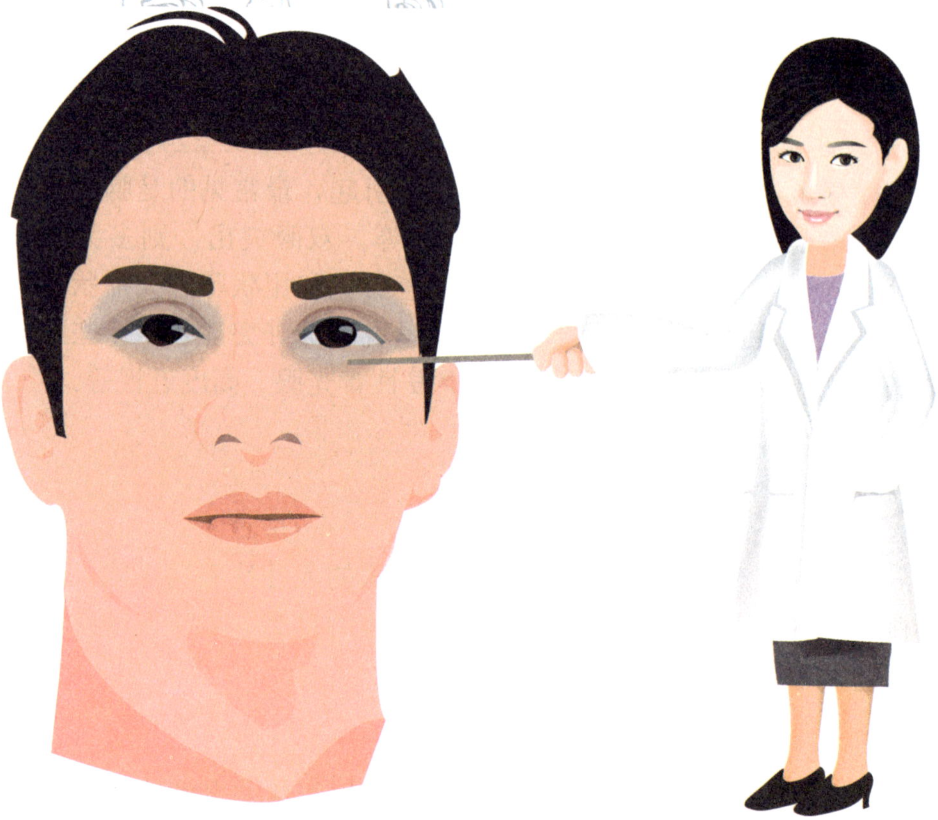

图4-4

【中医分析】

中医认为，眼窝深陷是伤津脱液。而眼窝下陷的程度可以判断病情的轻重。如果眼窝下陷窠内，则说明五脏六腑精气已衰，病情往往难以治愈；如果仅是微微凹陷，则说明脏腑精气未脱，疾病尚可治愈；如果凹陷已深，甚至视不见人，则是阴阳竭绝的死证。

【疾病链接】

眼球凹陷，多见于身体严重消瘦的人。同时，心情苦闷也会导致眼窝凹陷。另外，有霍乱、痢疾、腹泻、糖尿病的人也会出现眼球凹陷的症状。因腹泻或呕吐，面部憔悴、眼窝下陷，鼻梁瘦削高出，颧弓隆起清晰可见，则说明是严重脱水。面色苍白呈铅灰色，表情淡漠，双目失神，两眼凹陷，颧部突出，以及鼻尖峭立，多为大出血、严重休克、急性腹膜炎等。如果眼球凹陷，目光呆滞，瞳孔变大、无光泽，鼻端变尖，脸色呈铅灰色，则是一种“死证”。

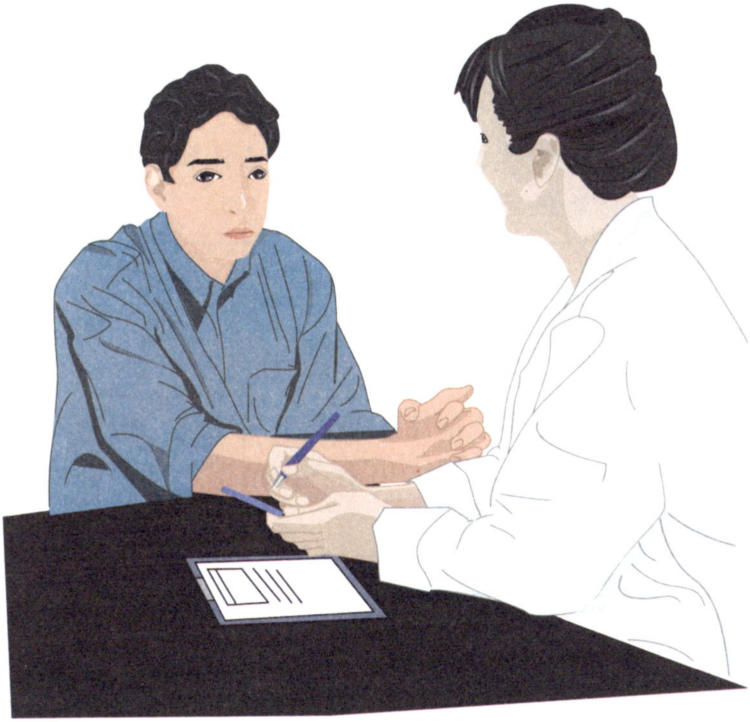

三、看瞳孔，知健康

瞳孔是眼睛虹膜中央的孔洞，也是光线进入眼睛的通道。随着光线的强弱变化，瞳孔的形状也会发生变化。同时，情绪也会影响瞳孔的变化。由于瞳孔的变化不受人意识的控制，因此瞳孔是了解人的真实情感的窗口。而通过瞳孔，我们也能够对健康状况有很好的把握。

1. 瞳孔大小不等警惕心脑血管疾病

尽管瞳孔会随光线强弱或情绪影响而出现变化，但两侧的瞳孔是同时行动的。如果出现了瞳孔大小不一的情况，就要警惕心脑血管疾病。（图4-5）

【中医分析】

瞳孔是受瞳孔括约肌控制的。如果动眼神经的副交感神经支配瞳孔括约肌收缩，则瞳孔就会变小；而交感神经支配的瞳孔扩大肌收缩，则瞳孔就会散大。但是，瞳孔的扩大和缩小都是自动完成的，不受人的意识支配。在正常光线下，瞳孔直径为2.5～4毫米，如果超出这个范围，就是不正常的。

【疾病链接】

不对称的瞳孔有时是先天的，但当其中一只瞳孔的面积出现变化，则可能显示瞳孔的神经有问题或发生脑肿瘤。瞳孔两侧大小不等，说明此人可能有虹膜睫状体炎、眼外伤、青光眼等眼部疾病，也可能是脑溢血、脑血栓、脑肿瘤等疾病。

瞳孔散大症状多见于青光眼、颅脑外伤、眼外伤、脑血管病、重症乙型脑炎、化脓性脑膜炎等。而酒精中毒、安眠药中毒、脑桥出血等疾病多见瞳孔缩小症状。此外，糖尿病也会引起瞳孔缩小，这是因为瞳孔舒缩受植物神经的调节，而糖尿病可能导致植物神经损害，影响瞳孔的舒缩功能。

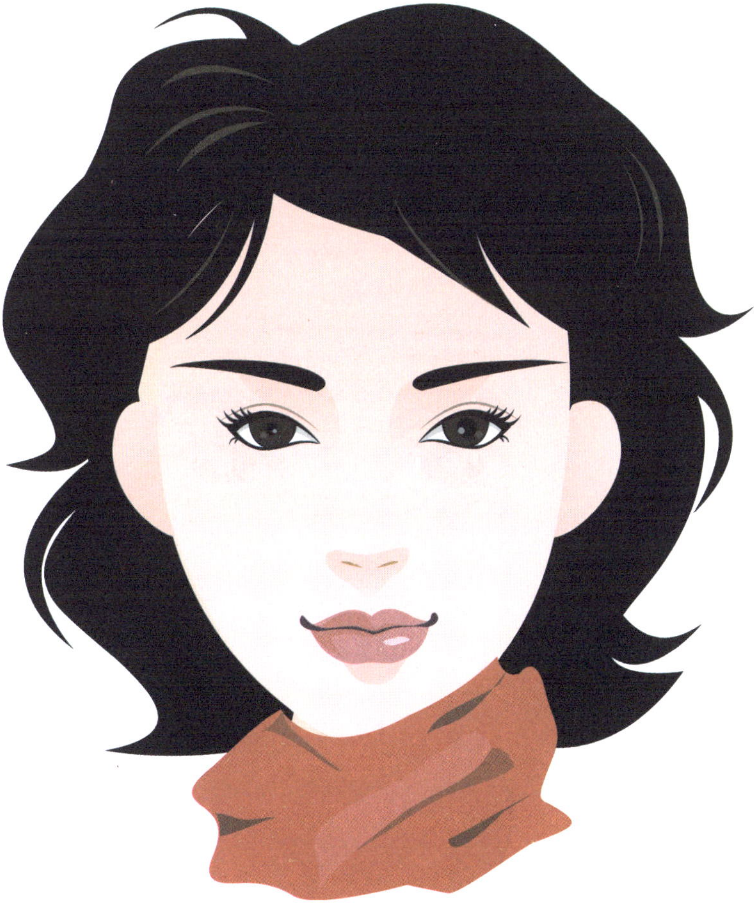

图4-5

2. 瞳孔变白警惕白内障

如果瞳孔变白，就要警惕生活中多见的白内障。

【中医分析】

在我们的生活中，白内障是一种多发病。其成因在于人眼的晶状体发生了混浊。当晶状体混浊之后，光线就难以到达人的视网膜，从而出现视物浑浊不清的症状。目前，白内障是造成失明的主要眼病。如果是先天所得，则是先天性白内障；如果是因为年老生理机能衰退所致，则为老年性白内障。（图4-6）

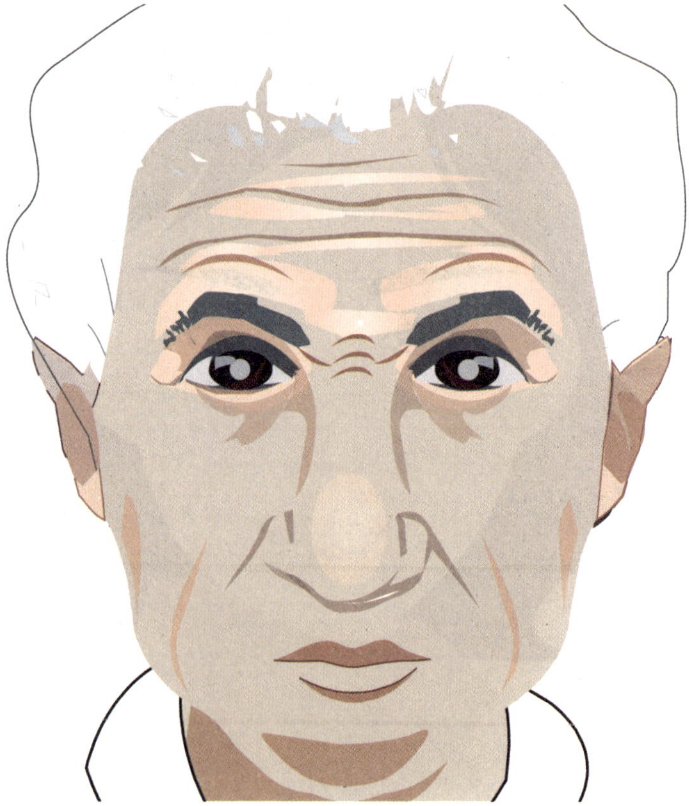

图4-6

白内障多发50岁以上的中老年人。发病原因较复杂，多是由于营养、代谢、内分泌变化、紫外线照射及糖尿病、高血压等原因导致。因为，其发病是由多种原因综合作用而成，故至今没有定论。具体的白内障的自我鉴别方法如下。

(1)渐进性视力下降，看东西变得模糊

常见的症状是视物逐渐模糊，有时会觉得光线周围出现光圈以及物体的颜色不够明亮。但一般而言，症状发展的过程相当缓慢，并视晶状体最混浊的位置及其发展过程而定。

(2)突然性视力大进

很多老年人平时需要戴老花眼镜来看书、读报，但忽然他们发现自己的视力有了很大提高，不需要戴老花眼镜看得也很清楚了。有的老年人很开心，觉得自己越活越年轻了。事实上，这却不是个好兆头，这是白内障的早期症状之一。

【疾病链接】

瞳孔变白，还可见于高度近视、青光眼、虹膜睫状体炎等眼病。此外，全身性疾病(如糖尿病等)，或外伤也可能导致瞳孔变白。眼球的虹彩上有白点，可能是角膜溃疡，通常是由戴隐形眼镜引起的，应立即去医院就诊。

【中医疗法】

为了防治白内障，老年人要注意保持良好心态，积极调节饮食和生活习惯，经常进行体育锻炼，保持活力，预防各种慢性疾病。如果有烟瘾的患者，则要及时戒烟。

对于白内障的治疗，多选择在适当的时候采取手术治疗。而有的患者不能手术治疗，这就给患者带来了巨大痛苦。中医用足部按摩疗法治疗老年性白内障，已取得了满意效果，现将此法介绍如下。

(1) 按摩足部反射区

头部、肾上腺、肾脏、输尿管、膀胱、肝脏及眼部反射区。

(2) 注意事项

在按摩的反射区均匀涂上按摩膏（凡士林也可），然后用拇指或橡皮条按摩反射区，每个反射区按摩2分钟。先按摩左脚反射区，再按摩右脚反射区。按摩后饮用白开水250～500毫升，每日按摩1次。

(3) 按摩要点

①选准反射区。按摩每个反射区前，应先测定一下 反射区的敏感点。如有针扎样痛感，即为敏感点，在该点加以按摩即可。

②按摩手法。“轻—重—轻”，如按摩3分钟，开始一分钟轻按，中间一分钟加重，最后一分钟再轻按。在按摩过程中力量加大时，患者的反射区会产生酸痛感，这时不必再加力。

③有恒心、耐心及信心，定有良效。大约按摩15次可见效，3个月后症状就可缓解或消失。

3. 瞳孔变青警惕青光眼

如果瞳孔变青，就要警惕青光眼。

【中医分析】

正常的眼球是有一定眼压的，以保持眼睛正常的血液循环和代谢。而如果眼压过高，就可能出现青光眼，角膜发雾水肿及眼内的一系列变化会使得瞳孔发出一种青绿色的光，也就是我们生活中常见的青光眼。

青光眼患者急性发作时，眼球会变硬，甚至会感觉到眼球胀痛；同时，还会有侧头痛、眉骨痛等症状，有的人还会呕吐，恶心，如果不及时就诊，就可能会造成失明。

【疾病链接】

如果瞳孔变黄，可能是视网膜母细胞瘤，多发于7～8岁的儿童，有一定家族遗传性。如治疗不及时，可能会扩散到其他脏器，甚至会危及生命。如果瞳孔变红，则多见于眼外伤或某些眼内出血疾病。

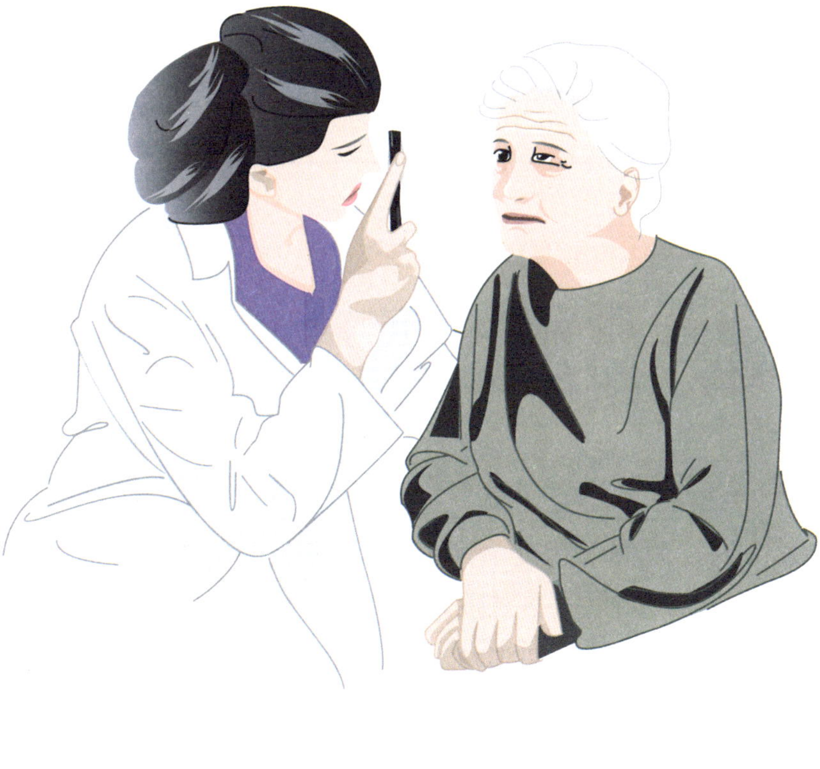

四、看眼睑，知健康

眼睑是保护眼睛的一层外衣，也是诊断疾病的一个重要依据。很多人对于健康的关注多从大处着眼，对于眼睑这样的小地方出现的异常很容易忽视。其实，如果发现眼睑异常，切不可轻视。

1. 黑眼圈警惕慢性疾病

很多人遭受过黑眼圈的困扰。但是，人们多对此不在意，觉得不过是没睡好，只要休息一下就好了。其实，很多时候，黑眼圈是疾病的征兆。

【中医分析】

中医认为，眼圈发黑是肾亏所致，黑是肾的本色，而眼睛靠五脏精气的滋养。如果房事过度，肾精亏少，就会造成双目缺乏精气滋润，使肾之黑色浮于面上，从而出现双目无神及眼圈发黑的状况。而如果眼圈长期发黑，则就不仅仅是肾虚的问题了，而是涉及心、肝、脾、肺。任何器官有病，有时都会表现出黑眼圈，肝硬化、肾炎、肾功能衰竭、呼吸衰竭，以及血液病或内分泌紊乱性疾病都会出现黑眼圈。此外，黑眼圈还可能是血液中沉积太多废物的缘故，这是由于下眼睑皮肤比其他部位薄，最容易反映血液颜色。

同时，如果压力过大或过度疲劳，也可能导致黑眼圈。（图4-7）

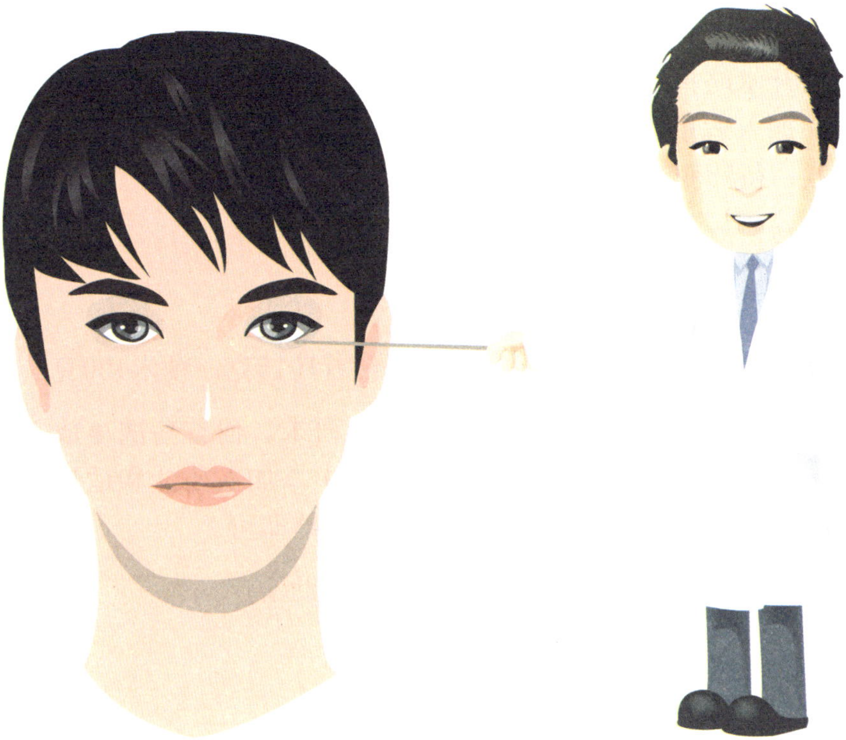

图4-7

【疾病链接】

黑眼眶，说明肾脏、卵巢或膀胱可能有病。男性可能是肾虚，也可能是肝脏功能失调。所以，工作压力大、常感疲惫的男性，如果在短期内忽然出现了两目干涩、视物不清等眼部不适，要及时到医院检查和就诊，听从医生的建议补肝或清肝，调和气血，充润宗筋，以免影响性功能。而女性则可能与月经不调、带下病有关。

【中医疗法】

梦卜枸杞炖鸡肝

原料：胡萝卜200克，枸杞20克，鸡肝100克， 葱、姜、食用油、料酒、盐各适量。

做法：把胡萝卜洗净，切块；枸杞洗净，晾干；鸡肝洗净，切片，用开水略掉一下。把锅中放入适量食用油，油热后加入葱、姜爆香，加入适量水和料酒、盐，放入胡萝卜块、枸杞和鸡肝，以大火炖煮，待汁变浓时，加入鸡肝炖熟即可。

功效：清肝明目。适用于视力减退的辅助治疗。

桑葚芝麻粥

原料：桑葚15克，黑芝麻15克，何首乌15克，粳米100克。

做法：把黑芝麻洗净晾干，炒熟后研末。何首乌洗净放入锅中煎煮，滤渣取汁。粳米淘洗干净放入锅中，加入药汁和适量清水，熬煮成粥，粥快熟时放入洗净的桑葚，煮熟即可。

功效：补肝明目。适用于视疲劳的辅助治疗。

2. 眼睑浮肿警惕肾脏疾病

当人睡眠不足时，就可能出现眼睑浮肿的情况。但除了这种生理因素，一些疾病也可能导致眼睑浮肿，如肾脏疾病。（图4-8）

【中医分析】

如果睡前没喝多少水，早上起来眼皮仍浮肿，则可能是体液失凋了。这是因为睡眠时眼睑浮肿活动减少，血液流动缓慢，所以局部毛细血管的压力增加，液体流出血管进入疏松的眼睑组织，从而造成水肿。如果眼皮浮肿，还感到下肢无力、口干舌燥，则可能是肾脏的问题。健康的肾能将体内多余水分顺利排出，水分不足时，它会放慢代谢速度，把水分囤积在体内，因而造成轻度浮肿。眼睑浮肿多为水肿，则睡眠要充足，同时要为双足、膝盖及胃部保暖，这是因为在脚跟有许多穴位是与肾脏联系着的，所以要避免其着凉，同时还有强化肾脏的功能。

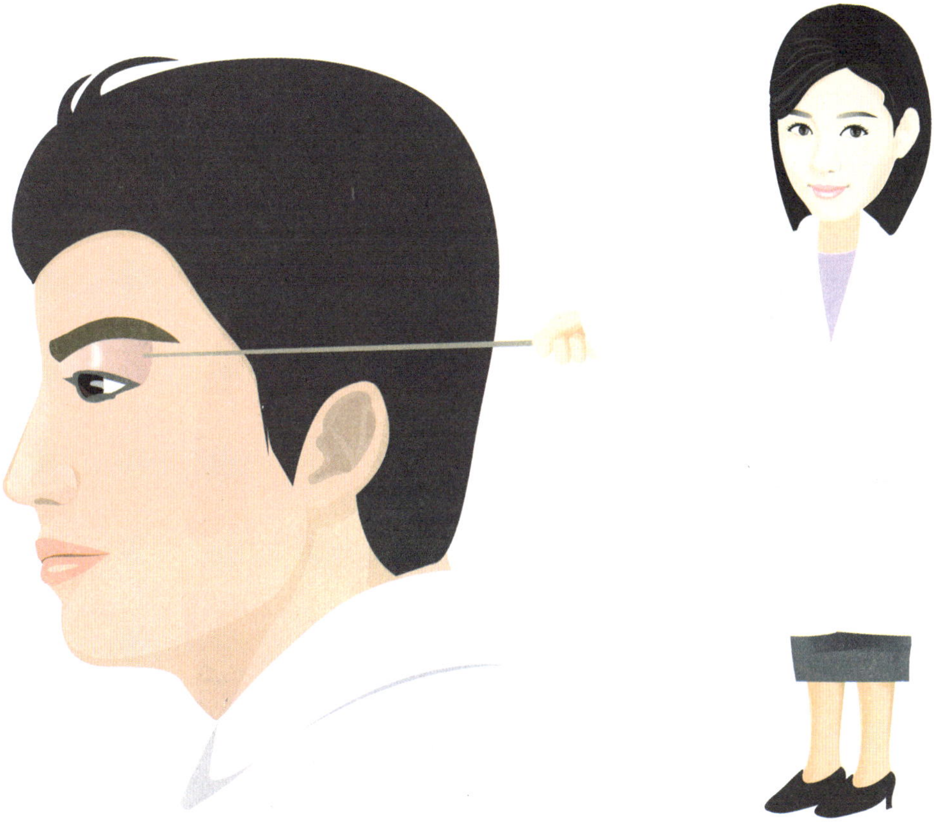

图4-8

【疾病链接】

如果眼睑多浮肿，则说明此人脾虚；如果眼睛肿凸起来，说明此人的甲状腺有问题。如果眼尾部有斑点，说明此人的甲状腺机能下降、脏腑缺氧，并且伴有敏感激动，心理承受力差等现象；如果眼皮有斑说明此人内分泌失调、月经不畅或妇科积瘤。此外，眼前部炎症和心脏病也会出现眼睑浮肿的症状。

3. 眼睑下垂警惕心脑血管疾病

在日常生活中，总是会见到有些人的眼睛是眯成一条缝的，看东西时需要仰头才能勉强看到，这种情况就是由眼睑下垂所导致。如果出现眼睑下垂的情况，也就是上睑下垂、睁眼不开，就要警惕心脑血管疾病。（图4-9）

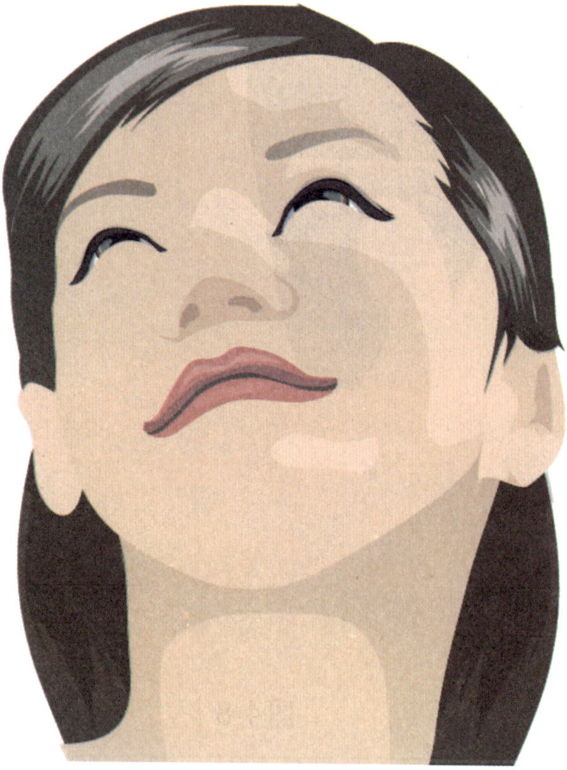

图4-9

【中医分析】

中医认为，眼睑属脾，正常的眼睑应该开合自如。当上下眼睑团合时，能够紧密结合；当睁开眼睛时，上眼睑提起，下眼睑轻度下垂。如果出现眼睛不能正常睁开的情况，提示此人可能患有心脑血管疾病。

【疾病链接】

下垂的眼睑多数是衰老的表现。若只有一只眼睛的眼睑下垂，甚至是肿痛，需赶紧看医生，因为可能已出严重问题。如果是先天性的眼睑下垂，通过手术就能够纠正；如果是后天性的，则可能是重症肌无力、糖尿病精神抑郁症、某些脑血管疾病及眼周围组织肿瘤压迫所致。此外，因外伤造成神经系统病变或长期服用局部类固醇药物也可能造成眼睑下垂。

重症肌无力为肌源性眼睑下垂。它发展缓慢，双脸下垂多有时间差，晨轻晚重，一天之内可有波动。严重者眼球固定、四肢无力、吞食困难。确诊后可用免疫抑制疗法进行治疗。

糖尿病可突发眼睑下垂、重影、眶上疼痛，此时瞳孔正常，此系糖尿病的眼部并发症，查血糖便可明确。

【中医疗法】

羊肉炒核桃

原料：核桃仁30克，羊肉100克。

做法：羊肉切片炒至发白，下核桃仁，放入调料，一同炒熟，佐餐食用。

功效：温肾阳，益化源。主治命门火衰、 脾阳不足型上睑下垂，自幼双眼上胞下垂，无力抬举。

虾米饭

原料：虾米100克，火腿50克，粳米250克，精盐、味精适量。

做法：火腿洗净，切成小丁，虾米、粳米洗净。一同入锅，加水、盐、味精拌匀后煮成饭食用。

功效：温肾阳，益化源。主治命门火衰、脾阳不足型上睑下垂，自幼双眼上胞下垂，无力抬举。

红枣莲子粥

组成：红枣10枚，莲子(去心)30克，粳米50克，红糖25克。

用法：莲子捣碎，与红枣、粳米同煮成稀粥，放入红糖即成，早晨服用。

功效：升阳益气。主治脾虚失运、中气不足型上胞下垂，晨起病轻，午后加重，症重者，眼珠转动不灵，视一为二，周身乏力。

4. 眼睑变色警惕其他疾病

眼睑变色也是健康有问题的信号，需要加以关注。

如果眼睑出现半月形乳白色斑块，说明此人血液中胆固醇含量偏高；如果巩膜黄染，说明此人肝脏有病；如果上眼皮里出现粉红色，则说明身体状况良好；如果出现红色，说明血液、消化器官和生殖器官功能失常；如果出现白色，说明缺少血红蛋白、贫血或者血液循环失常；如果出现红黄色，则说明此人肾、肝、脾、胰腺或心脏的功能失调。

5. 眼皮跳警惕慢性疾病

关于眼皮跳，民间有“左眼跳财，右眼跳灾”的说法。这是毫无科学依据的。因为眼皮跳实际上是一种疾病，并不能辨别福祸。在我们生活中，有的人会在眼皮跳时，在眼皮上贴一块白纸，能感觉到眼皮跳的频率有所下降。这是因为纸片会对眼皮产生一定的刺激，从而可以缓解眼皮跳。实际上，如果眼皮跳，则需要警惕慢性疾病。（图4-10）

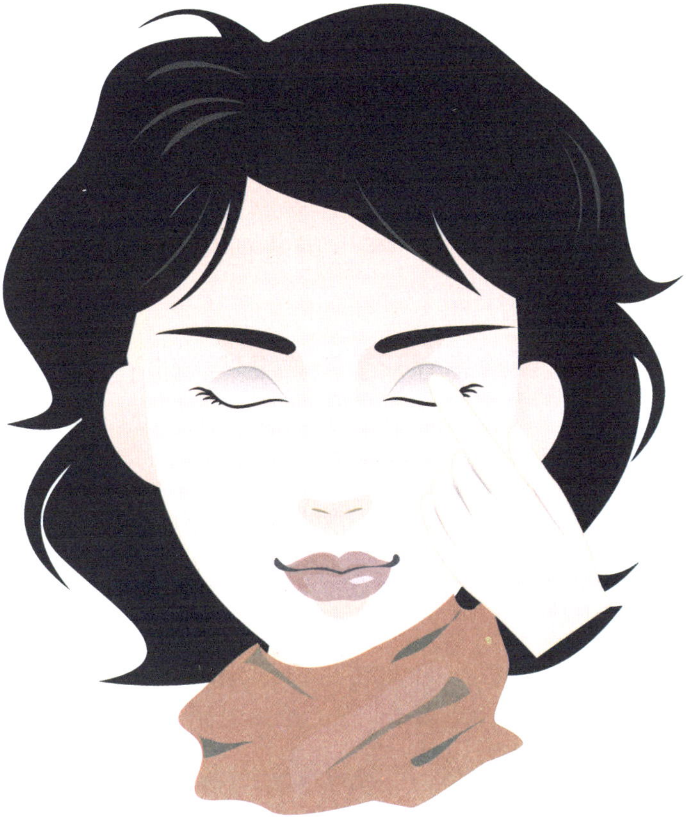

图4-10

【个案呈现】

有一天，一位经验丰富的医生接待了一位患者。患者说自己总是肚子疼、拉肚子，怎么治也不管用。这时，医生注意到，这位患者的眼睛不住地眨，并且眨得十分频繁。于是，医生问患者是不是眼干。患者回答说是。医生认为这是肝脏的毛病，就给患者开了逍遥散。

但是，过了几天后，患者又来了，说病情没有好转，还是不行。医生认为自己开的药可能太凉了，就反复地观察，并与患者交流。最后，患者告诉医生一个现象：他每天早上起来后脚后跟就疼。医生听后便问他一般以什么样的姿势睡觉。患者回答说自己几乎没有枕过枕头。医生一想，患者不枕枕头，往头上去的血就多，脚底的血就少，这是因为头离心脏比较近，所以往脚上的血少了，自然会脚凉，出现脚后跟疼。医生就问除了脚后跟疼，有没有脖子不舒服。患者说有。这时，医生再给他把脉，发现其肾脉竟是虚的。

于是，医生重新给患者开了药。果然，过了几天后，患者的症状减轻。

【中医分析】

中医认为，久病过劳而致心脾损伤，或肝脾血虚生风也可造成眼皮跳。所以，眼皮跳有可能是血虚引起的。这就需要用补充气血来进行治疗。此外，肿瘤、精神紧张、眼睛受到刺激、疲劳过度等因素均可引发眼皮跳动。如果经常性地出现眼皮跳的情况，切不可小视，一定要及时到医院治疗。如果出现眼皮剧烈跳动的情况，最好到医院进行检查，以防止严重的疾病出现。

【疾病链接】

除了眼睛疲劳、睡眠不足可能造成眼皮跳的症状，眼皮跳还可能由干眼症、角结膜发炎等疾病导致。此外，如果有长期眼皮跳的毛病，则可能是动脉硬化症的预示。如果治疗不及时，很有可能导致瘫痪，甚至死亡。 因此，当出现类似该病症状时，一定要及时检查，及早治疗。

为了防治眼皮跳，可通过食用低盐、 低糖饮食和适量运动来进行治疗。此外，要注意多饮水，及时补充身体的水分。有抽烟习惯的人，需要戒烟。

第五章 鼻子：疾病的探测器

鼻子是人体的呼吸器官。因为鼻子不断地吸进和呼出空气，人体才能维持生命。而且，鼻子能感受各种气味，它有着极其复杂的构造和相当奇妙的功能。由此可见，鼻子的重要性。鼻子除了有这些作用外，还能够帮助我们发现身体的疾病。所以，对于鼻子的异常，我们需要格外关注。

一、看鼻色，知健康

正常人的鼻梁微白，面部稍红。如果鼻子出现颜色异常，则是一种病态。科学研究发现，鼻子可以反映出人体的多种疾病，很多内脏疾病都可以从鼻子上看出来。所以，中医把鼻子视为望诊的重要部位。

1. 鼻子变白警惕慢性病

如果鼻子颜色变白，说明此人可能贫血，同时也可能是其他慢性疾病。（图5-1）

【中医分析】

中医认为，鼻部集中了五脏的精气，其根部主心肺，周围候六腑，下部应生殖。鼻为肺之门户，呼吸之气出入于鼻，为气体交换的通道。而且鼻与脏器通过脉络相连，所以鼻能够反映肌体内部的微小变化。鼻头色白，则气虚血少，如果是儿童出现了这种症状，则脾虚泄泻，乳食不化。鼻头色白如枯骨者，肺绝，往往难以治愈，但如果色泽为润，则有治愈的希望。“脉出于气口，色见于明堂”就是中医对鼻的作用的论述。

【疾病链接】

鼻毛变白多见于老年人，是肌体衰老的象征。

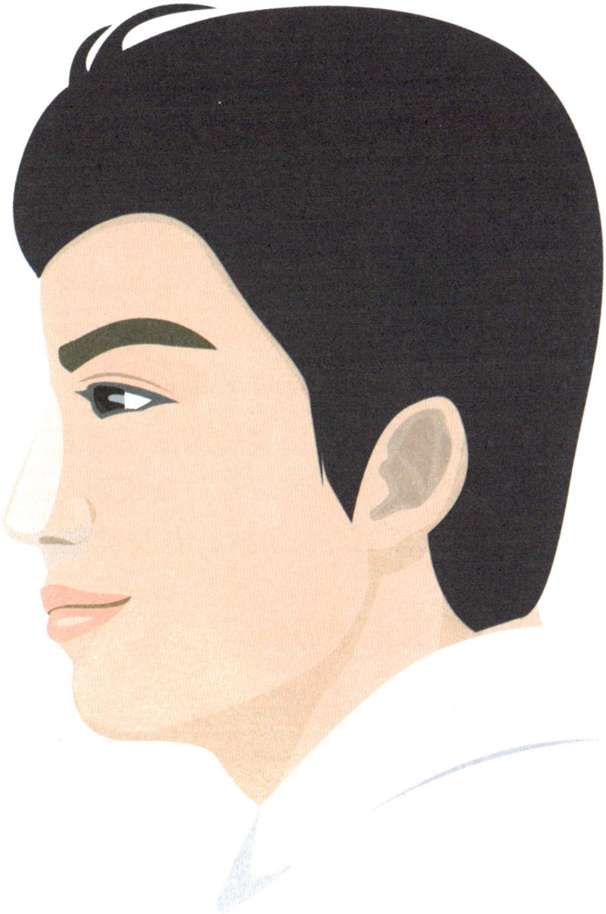

图5-1

2. 鼻子变黑警惕消化系统疾病

如果鼻子变黑，则说明此人消化系统有问题。

【中医分析】

肝脏不仅是人体最大的消化腺，也是人体重要的免疫器官，对人体免疫机能调节起着重要的作用，当肝功能下降时，对人体的代谢产物的分解合成作用和消化吸收功能也会随之下降，出现食欲不振、乏力、厌食等症状，慢性肝炎还可引起面部的黄褐斑和眼眶周围、鼻部发黑等。

【疾病链接】

鼻头变青是身体某处疼痛的征象，多为腹部剧痛。鼻尖呈青黄色，多见于淋病。小儿鼻部变黑，则病情较重，多为寒性剧痛。鼻部青黄色，面色晦暗，提示肝病。鼻色黑而焦枯，多为虚劳的征象。男性鼻翼变黑，多为腹部疼痛。女性鼻翼若出现黑色，多为膀胱、子宫的病痛。鼻头色黑，多为暴食不洁食物所致。患者久病且鼻黑，表示病情危重。如果鼻梁出现黑褐色斑点，则说明是黑热病或肝脏疾病。如果鼻子常有蓝色或黑色，说明胰脏出了问题。

3. 鼻子变红警惕心脑血管疾病

在日常生活中，导致鼻子变红的原因有很多种。一般多指酒糟鼻，是发于鼻部的一种慢性炎症皮肤病，多见于中老年人，女性多于男性。损害特点是在颜面中部发生弥漫性潮红，伴发丘疹、脓疱及毛细血管扩张。此外，鼻子发红，多表明心脏和血液循环出了问题。

【中医分析】

中医认为，鼻为脾之部，属土，色黄。如果鼻部出现红色，则为病色。如果鼻头赤红，则主肺脾实热；如果鼻头微红，则主脾经虚热。

如果鼻头色红或紫，且能看到毛细血管网的，就是得了酒糟鼻。一般人多认为酒糟鼻是喝酒太多且毫无节制引起的，而其具体病因尚无定论。有医生认为可能是在皮脂溢出基础上，由于颜面血管运动神经失调，毛细血管长期扩张所导致。而很多人的酒糟鼻是因为螨虫引起的。螨虫主要寄生于人的面部。尤其是鼻部的毛囊和皮脂腺中，也可寄生于猫、狗等动物身上。

酒糟鼻的初期表现是暂时性红斑，继而持久不退，并有毛细血带扩张，由于局部皮脂分泌旺盛。鼻子显得又红又亮。当病情进一步发展，在红斑基础上成批出现丘疹，有的变为脓疱。脓性丘疱疹及结节。严重者局部组织肥厚，形成鼻赘。胃肠功能紊乱、内分泌失调、神经紧张、病灶感染、嗜酒、进食辛辣刺激性食物、冷热刺激等，均可诱发或加重本病。

此外，鼻头发红和心血管疾病有密切关系。如果患有高血压或肝功能异常，也会出现红鼻头。

【疾病链接】

鼻下红肿如疮，则表明肠道中有寄生虫。 女性鼻翼红赤，则为闭经。鼻部呈鲜红色，多见于红细胞增多症。鼻子发红，并且鼻腔干燥，多为鼻出血。鼻部毛细血管扩张，布满血丝，多为肝硬化。

鼻梁的皮肤出现红色斑块，高出皮肤表面并向两侧脸颊部位扩散，多见系统性红斑狼疮。

鼻翼和鼻尖部位发红，并有小丘疹或小脓疮，则为寻常性痤疮。鼻沟纹深红，表示遗传性便秘；鼻沟有红印或黑头，则表示便秘。如果鼻头发红，且鼻头和鼻周经常臃肿生疮，就表明此人体内脾胃湿热，一般抽烟喝酒、贪食辛辣的男性常会有这些症状出现。而精神压力过大时，也会使男性出现红鼻头。鼻孔外缘红，是肠道有病的征象，多有肠道寄生虫。

【中医疗法】

对于鼻头变红的患者，可采用以下方法治疗。

（1）清淡饮食

饮食宜清淡，多食新鲜蔬叶，忌食辛辣、酒、浓茶等刺激性食物。

（2）平静心情

保持心情舒畅，避免过激的情绪波动。

（3）注意脸部卫生

宜用温水洗脸，避免过冷、过热及不洁净物品的刺激。

（4）除螨虫

有螨虫感染的人，要注意清除螨虫。可以选择使用一些杀螨药物，如硫黄软膏、洗液，或新肤螨灵霜等。

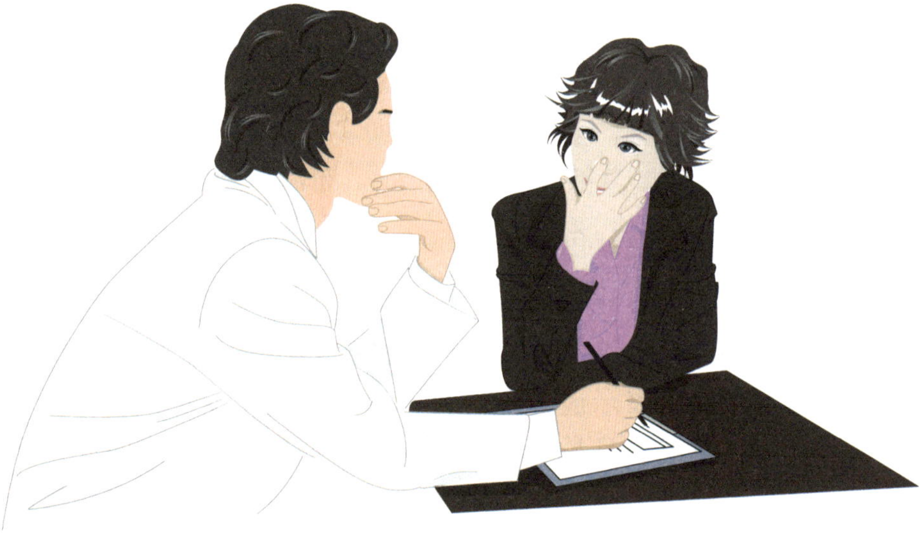

二、看鼻态，知健康

鼻子在人的面部占据着重要位置。高而挺直的鼻子会让一个人看上去很有魅力。鼻子的形态各异，因为遗传的作用，差异较大。但只要外形端正，无明显畸形，则不是疾病。通过观察鼻子的形态变化，我们也很容易发现健康问题。

1. 鼻尖硬警惕心脑血管疾病

正常情况下，人的鼻尖是柔软的。而如果一个人的鼻尖变硬，则可能是体内胆固醇过高，心脏脂肪累积过多，有患上动脉硬化的迹象。

【中医分析】

中医认为，从一个人的鼻形能够看出其性格特点。鼻梁直则身体健康，鼻梁歪斜则容易发生内脏疾病。而鼻尖变硬和心脏的关系密切，能够反映出心血管疾病。

【疾病链接】

如果鼻子发生肿块，说明胰脏和肾脏有毛病；如果鼻尖发肿，则说明心脏也在肿大；如果鼻子弯曲，则可能有遗传病；如果鼻子上出现了黑头面疮，则说明进食的油腻食物过多；如果鼻部出现蟹爪纹，可能出现肝硬化。

2. 嗅觉消失警惕神经系统疾病

有的时候，人会出现嗅觉减退或消失的情况。如果出现闻不到气味的情况，就是嗅觉丧失的现象。嗅觉消失往往不是一个单独存在的症状，而是和多种因素有关，如鼻腔、嗅神经系统疾病和精神性疾病等。（图5-2）

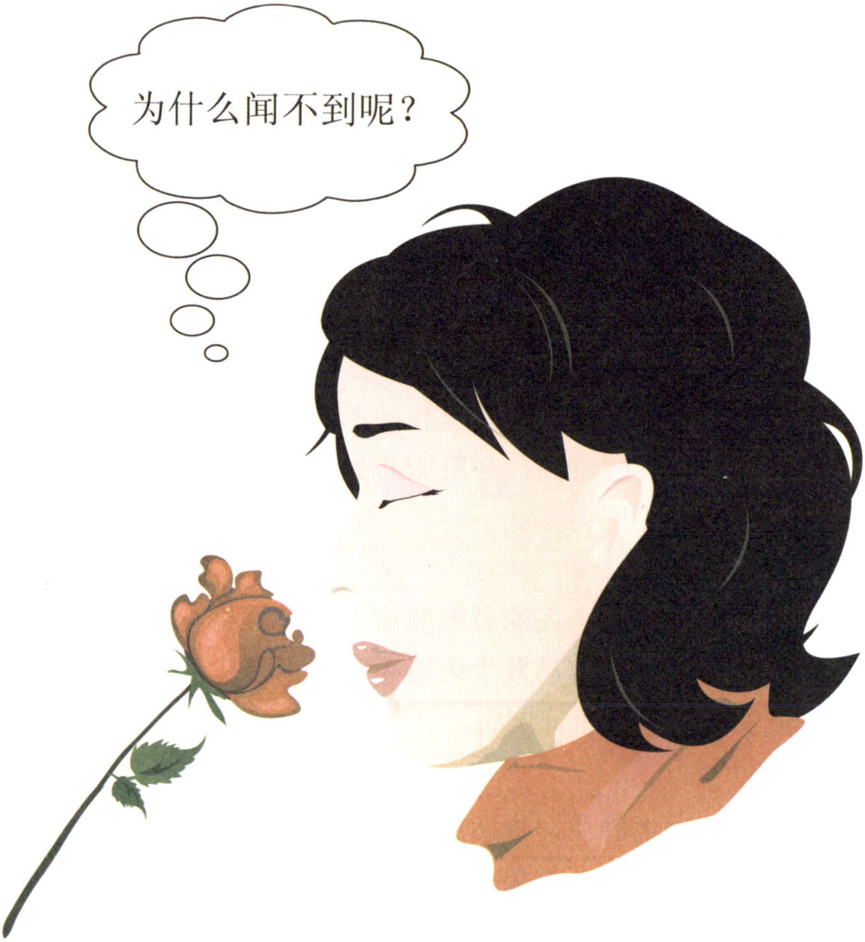

图5-2

【中医分析】

人的嗅觉是一种感觉，当能够引起嗅觉的物质的气体分子随吸入的气流到达鼻腔，接触嗅觉黏膜后， 会溶解于嗅腺的分泌物中，刺激嗅觉细胞产生神经冲动，这种冲动到达大脑嗅觉感受区，从而产生嗅觉。一旦这种信息传输出现问题，就可能导致嗅觉失常。不同的人因为所处环境不同，对气味的感受能力也不同，所以人会表现出强弱有别的嗅觉。

【疾病链接】

嗅觉失常能够预测鼻部疾病、嗅觉神经受损、嗅觉官能症等。

许多鼻部疾病都可能引起嗅觉消失，如各种鼻炎、鼻息肉、鼻中隔偏曲、鼻窦肿瘤等。但是，一般这种影响都十分短暂。这些疾病可能造成鼻腔肿胀，引起鼻子堵塞，使味道无法传到嗅神经纤维，从而导致没有嗅觉。而一旦这些疾病得到治疗，嗅觉减退或嗅觉丧失的现象也会随之消失。

一旦人的嗅觉神经受损，就可能永久失去嗅觉。如果只是部分受损，尽快医治还可以补救；如果是全部受损，就可能永远无法治疗。因此，当嗅觉减退时，应及时到医院检查、治疗，以免延误病情，从而造成终身遗憾。

嗅觉官能征是一种由精神性疾病而导致的嗅觉下降或嗅觉缺失，如癔病、癫痫、神经衰弱、精神病等。对此，通过心理治疗可以改善和恢复。

不管是什么原因引起的嗅觉缺失，都应该得到重视，及早检查、治疗。否则，就可能造成病毒肆虐，嗅觉细胞损伤，从而变成不可逆的嗅觉障碍。

3. 流鼻血警惕全身性疾病

流鼻血是很多人都遇到过的问题。一般情况下，人们认为是“上火”引起的。有些人是鼻涕中带血，而有些人则会滴滴答答血流不止，甚至会引起失血性休克。所以，对于流鼻血切不可掉以轻心。（图5-3）

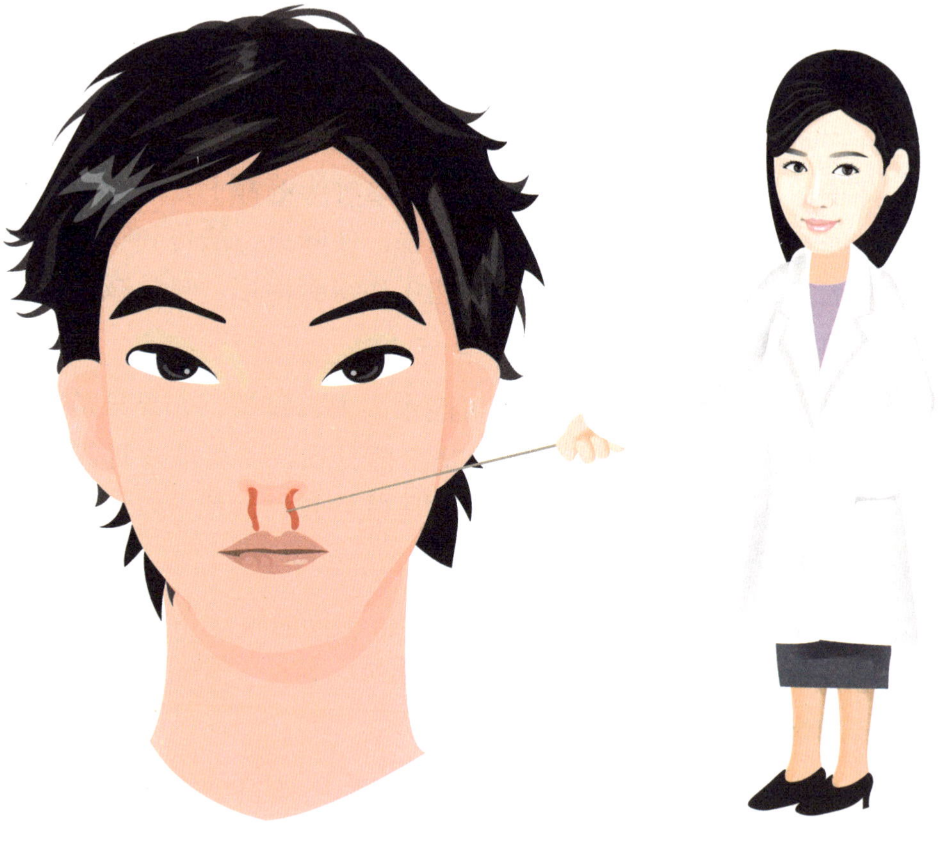

图5-3

【中医分析】

肠胃衰弱的人无法吸收充足营养，肌肉和血管组织都很脆弱，稍微碰撞就容易破裂。冬天能量消耗大，如果饮食不调，体内热量供应不足，就会导致偶尔流鼻血。如果吃火气太大的东西，也会导致流鼻血。

如果血色鲜红或暗红，则为实证；如果血色淡质稀，则为虚证。若血色鲜红量少，多为风热之邪侵犯，伤及肺部；若血色鲜红而量多，则多为胃腑热盛，或肝阳亢盛，灼伤血脉，也可为外伤所致；血色淡红量不多，多为肝肾阴虚，虚火上炎，或脾虚。夜间出现鼻出血，多为气血亏耗，血不循经。

一般情况下，鼻腔病变导致的鼻出血不是单纯出现，多伴有鼻痒、干痛等症状，而全身疾病导致的鼻出血则会出现大量流血，并且不容易自动停止。孕妇鼻出血，则是因为体内雌激素水平增高引起的，是正常的生理现象，一般不会发生危险，只需及时止血即可。

【疾病链接】

鼻出血多由鼻腔病变引起，如鼻外伤、鼻中隔穿孔、干燥性鼻炎、萎缩性鼻炎、急性鼻炎等。同时，也可由全身疾病引起，如高血压、动脉硬化、甲状腺功能亢进、血液病、 维生素缺乏、肝肾疾病、肿瘤等。女性妊娠时，也容易鼻出血。有时候邻近器官的病变也会造成血液经鼻腔流出，而被误认为是鼻出血。

单侧鼻出血，多见于外伤、鼻腔邪毒感染、局部脉络损伤、鼻腔癌肿瘤、鼻中隔偏曲等；双侧鼻出血，则多由全身性疾病引起。如果女性有周期性鼻出血的，多为子宫内膜异位症。

【中医疗法】

在生活中发生鼻出血后，一定不要惊慌， 应及时采取止血措施，就能够缓解出血情况，防止出血过多。如果手忙脚乱，不能及时止血，就可能因情绪紧张而使出血加剧。一般用冷毛巾或冰袋冷敷鼻子和脸颊就能够很好地收缩毛孔，减少出血。用拇指和食指将双侧鼻翼捏向鼻中隔，持续压紧3～5分钟，也可达到止血的目的。举手臂也能够起到止鼻血的目的，即左鼻孔出血上举右臂，右鼻孔出血上举左臂，两鼻孔出血上举双臂。在举臂时，要注意身体立直，举起的臂与地面垂直，与身体平行。

为了很好地预防鼻出血，可在生活中采取以下预防方法。

（1）保持空气湿度

鼻出血多因干燥引起，为此需要保持室内湿度，可在室内使用空气加湿器。冬季时，可在暖气或炉子上放盆水，以增加空气湿度。

（2）保持鼻腔湿润

鼻腔过于干燥时，可用棉签蘸金霉素眼膏或甘油等，涂搽鼻腔，以保持湿润，尤以鼻中隔部位为护理重点。

（3）治疗其他疾病

如果是其他疾病引起的鼻出血，则需要去医院治疗，以防止病情加剧。

第六章 耳朵：健康的听筒

耳朵是人的听觉器官，它可以帮助人体接受来自于外部的各种声音。俗话说得对："一聋三分痴"，人一旦失去了听觉，就会进入一个非常可怕的无声世界。由此可见，耳朵的重要性自不必说。同时，耳朵还是身体健康的听筒。注意耳朵的变化，就能够让我们更好地维持健康。

一、看耳形，知健康

在传统中医诊断方法中，望耳郭诊病有着悠久的历史。中医学认为，耳与经络有着密切的联系。在我国的医学典籍中，对于耳与经脉的关系做了较为详细的阐述，较全面地阐述了耳与经络之间存在着密切的联系。历代医学专著很多都有关于“察耳”“望耳”“观耳”及“诊耳”的记载。现代医学把耳郭比喻为缩小了的人体身形，耳朵的形状改变能够很好地说明人体的健康状况。

1. 耳垂皱纹警惕心脑血管疾病

正常的耳垂光滑圆润，但有的时候你会发现自己或家人的耳垂上出现了皱纹。可能大多数人都会认为这没什么，认为皮肤松弛了就会出现，谁还会想到其他呢？但是需要提醒大家的是，耳朵出现的皱纹大多数情况下不是天生的，它可能是心脑血管疾病的征兆。

【个案呈现】

有一天，张阿姨陪患有老年痴呆的老伴到医院去检查身体。“医生，我老头子没有什么问题吧。他最近经常感冒，您看给开点什么药？”张阿姨紧张地问。

“阿姨，您别担心，大爷他没什么大问题，只是最近抵抗力差了点，我给您点保健的中药，您回去给大爷每天熬一次喝。”这时医生突然发现张阿姨的耳垂上有一条皱纹。“阿姨，您耳朵上怎么有一条皱纹呢?”

“呵呵，不知道吗？很久以前就有了，我想着没什么吧，可能是年龄大了，皮肤松弛了。”张阿姨笑呵呵地回答说。

“张阿姨，我看这皱纹不简单啊，不过也不太确定，您还是到检查室检查一下，我认为这有可能是某种疾病的先兆。不过您也别担心，先去检查一下。”

“怎么会是什么病的先兆呢？不过就是一条皱纹嘛，那您先帮我看一下我老头子，我去检查一下。”张阿姨嘀嘀咕咕地去检查了。

直到许久之后，张阿姨拿到检查结果时，她仍然不能相信，就这么一条皱纹，竟然是心脏病的先兆。

【中医分析】

耳垂皱纹，就是指两侧耳垂部位有深而斜行向下连贯的明显的折痕，大多数耳垂皱纹起自耳屏切迹，斜向后至耳垂外侧缘，多呈弧形，但也有少数呈S形。如果耳垂上有一条自前上至后下的明显皱褶的斜纹线，则常见冠状动脉粥样硬化性心脏病患者。

在中医典籍中，对于耳与脏腑的关系有很多记述。如《素问.金匮真言论》说：“南方赤色，入通于心，开窍于耳，藏精于心”；《灵枢.五阅五使》说：“耳者，肾之官也”；《千金方》说：“心气通于舌，非窍也，其通于窍者，寄见于耳，荣华于耳”；《证治准绳》说：“肾为耳窍之主，心为耳窍之客”等。

可见，耳垂皱纹直接反映了心脏的健康状况。随着医学研究的深入，有资料表明，患有冠心病的人耳垂上几乎都有一条皱纹。而且，冠心病患者耳垂有皱纹的比没有皱纹的死亡率要高。（图6-1）

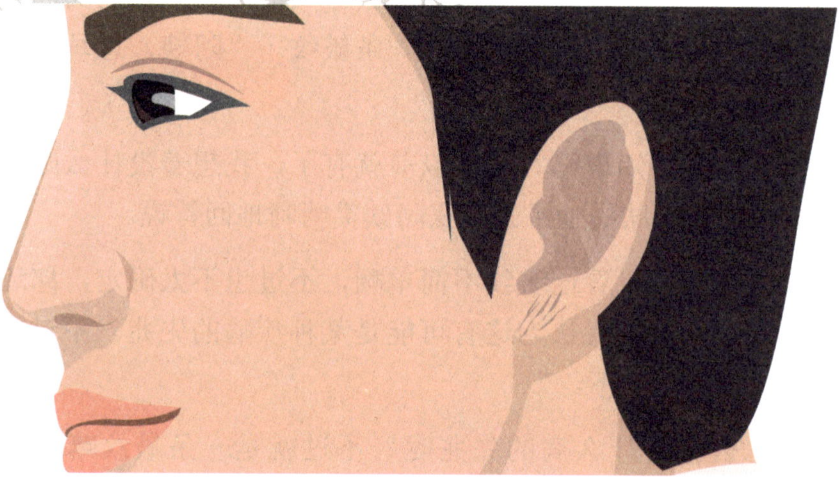

图6-1

【疾病链接】

耳垂皱纹不仅与冠心病有关，还常与动脉硬化有关。一般有耳垂皱纹的人，动脉硬化的发病率高达95%。耳垂为肌体末端部位，由结缔组织构成，对缺血相当敏感。当机体动脉硬化时，与心肌组织一样，耳垂会发生微循环障碍，从而出现皱纹。此外，如果耳部有竖纹，则表示肾功能低下。

【分析疗法】

当人们患病时，耳壳上的相应部位往往会出现反应点。所以，按摩特定的耳穴不仅可以预防和治疗一些疾病，还可以起到保健和美容的作用。

第一节

（1）以双手指指端在两耳甲腔内沿顺时针方向按摩16次，然后同样按摩两耳甲艇和两三角窝各16次。

（2）以双食指指端从两三角窝起沿逆时针方向按摩16次，然后同样按摩两耳甲艇和两耳甲腔各16次。

功效：此式可以温补气血、脏腑，以及健身。

第二节

将食指桡侧和拇指螺纹面分别置于耳轮上部的前、后侧，沿耳轮由上而下揉捏8次，然后再自下而上揉捏8次。

功效：此式可以防治耳壳冻疮，增强听力。

第三节

将两手的中指和食指分别置于两耳根之前、后侧，上下来回地擦耳根16次。

功效：此式可以聪耳，消除面部皱纹，美容等。

第四节

闭紧两眼，用两手食指螺纹面按双耳屏，盖紧5秒钟后，突然松开两手食指，如此重复3次。

功效：此式可以增进听力，防治耳鸣。

第五节

两手紧盖双耳，双手中指同置于枕部，双手食指骑于双手中指上，再以双手食指同时滑下，有节奏地弹敲枕部16次。然后，置于枕印的手指不动，两手手掌快速而有节奏地一松一盖两耳，操作16次。

功效：此式可以益脑清神、消除疲劳，增强记忆力和听力，防治耳鸣和耳聋。

第六节

闭紧嘴，以两手食指置于双外耳道口内，轻轻转动两手食指3次，边转边紧闭双外耳道。待3～5秒后，突然松开两手食指。如此重复3次。

功效：此式可以防治耳鸣、耳聋，以及增进听力。

第七节

两手手掌轻贴于两耳上，沿顺时针、逆时针方向缓缓摩揉两耳壳各16次。

功效：此式可以助听、防聋，以及促进面部血液循环。

第八节

用两手食指桡侧及拇指螺纹面，分捏住两耳轮中部、上部及耳垂部，向外、向上及向下提拉耳朵各16次。

功效：此式可以健身、消皱及保颜。

2. 耳朵隆起警惕急性病

正常的耳郭肉厚而润泽，无隆起物，血管隐而不现，耳轮光滑平整。如果耳郭有不规则隆起，则应警惕身体有些部位发生了急性感染。耳部隆起常见结节状，也有如芝麻到绿豆大小，高于皮肤。还有呈链珠状，或呈片状、条片状、条索状等。

【中医分析】

中医认为，“耳珠属肾，耳轮属脾，耳上轮属心，耳皮肉属肺，耳背”。由此可见，耳朵与脏器有着密切的联系。所以，察耳的形态改变可“视其外应，以知其内脏”的病变。人体各组织和器官在耳郭上都有相应的穴位，当体内器官或组织发生病变时，在耳郭特定部位就会产生相应的变化和反应。也就是说，可以通过观察耳郭上耳穴部位的变形情况作为诊断时的参考。发现隆起和结节等反应时，用手指或探棒试探结节的大小、硬度及可否移动，有无压痛，边缘是否整齐，就能够对相应的脏器病变有所了解。

耳朵隆起变形，如果呈现结节状圆形隆起，则说明有头痛；如果呈链珠状隆起，则说明有肥大性脊柱炎；如果呈条索状隆起，则说明有关节疼痛；如果呈片状隆起，则说明有腹胀；如果呈现条片状隆起，则说明有肩背肌纤维炎；如果呈现点状凹陷、圆圈形凹陷及纵横交错的线条等，则见于肝病、 胆石症、肺结核、心脏病、肿瘤等疾病。

【疾病链接】

除此之外，耳朵的隆起还能够辨别出其他疾病。

如果耳垂触摸有片状隆起增厚，则说明为牙周炎。如果耳轮出现软骨增生，软组织呈片状隆起，说明相应部位的骨性病变或软组织损伤。如果患有颈椎病，则可以在颈椎穴可触及结节状、珠状或条段状物。如果耳轮出现棘突状结构，粗糙不平，则见于腰椎、颈椎骨质增生等疾病。

如果耳郭部位出现高于皮肤的点状隆起，且有水泡样丘疹，则常见于急慢性气管炎、急慢性肠炎、急慢性阑尾炎、急慢性肾炎、膀胱炎等。

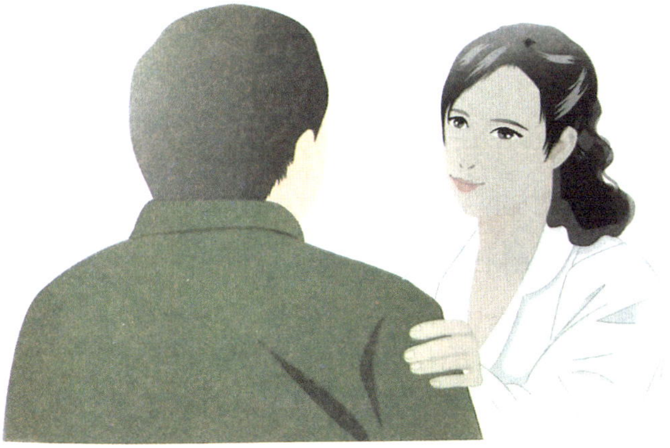

二、看耳色，知健康

不仅耳朵的变形预示着身体的疾病，其颜色的变化也是身体疾病的信号。这是因为身体的脏腑在耳部有着相应的反射区域，一旦耳朵颜色出现了变化，就预示着这些脏腑出现了疾病。

1. 耳朵变红警惕病情拖延

正常的耳朵色泽微黄，而有光泽。天气冷的时候，人的耳朵可能被冻红，甚至生冻疮。如果健康人耳朵突然变红，则要警惕有尚未知的疾病；如果患者耳朵变红，则可能是病情拖延的征兆。

【个案呈现】

李红是一名中医学专业的大一学生， 今年放暑假的时候她的专业可是派上用场了。

放暑假在家里的李红与妈妈一起做午饭，突然，李红觉得妈妈今天的耳朵颜色不太对劲。

“妈妈，你今天的耳朵好红啊。不对，好像是最近都挺红的。”李红盯着妈妈的耳朵说。

“呵呵，是吗，可能是厨房太热了吧，没事的。”妈妈不在意地说。

“不对妈妈，这种颜色不是一般的发红，你还是下午和我到医院检查一下吧。”李红不放心地说。

“那也好，吃完饭我们再去吧。”拗不过女儿的执拗，妈妈决定到医院检查一下。

这一检查还真检查出了问题，原来妈妈已经患冠心病好长一段时间了，但幸好发现及时。（图6-2）

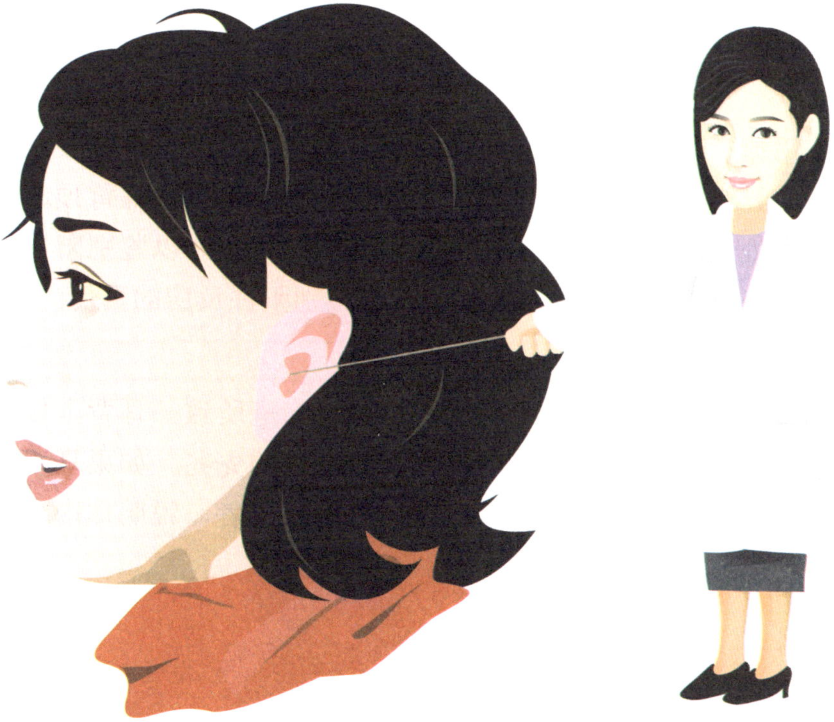

图6-2

【中医分析】

中医认为，“高耳者肾高，耳后陷者肾下，耳坚者肾坚，耳薄不坚者肾脆。”“凡耳轮红润者生，或黄，或黑，或青而枯燥者死；薄而白，薄而黑者皆为肾败。”一般，健康人的耳郭色泽微黄且红润。急性炎症性疾病的阳性反应多呈点状、皮状红晕、充血、红色丘疹等。

如果耳郭变得红赤，则说明上焦心肺积热，或为肝胆湿热火毒上蒸，或外感热毒所致。如果病情拖延较久，耳郭往往呈微红色。不同的红色反映和表明的疾病也不同。鲜红色，多为急性病症、疼痛病症；淡红、暗红色，则见于病史较长的患者。

用拇指、食指轻轻捏住耳郭由内向外，由上往下观察，可发现耳郭的异常。发现可疑阳性反应点时，宜用手指从耳背顶起，使阳性反应处先绷紧，再慢慢放松，然后由松而紧，以鉴别阳性反应物的性质与部位。双耳应对照观察，以鉴别阳性反应的真伪。

【疾病链接】

耳郭变红，可能是中耳炎或疖肿、冻疮所致。耳背上如果见到红色脉络，并伴有耳根发凉，通常是麻疹的先兆。如果耳垂受寒常变为紫红色，并因肿胀甚至溃疡，易生痂皮者，说明体内糖过剩，预示糖尿病。

2. 耳朵变白警惕慢性疾病

受了风寒或贫血的人，常会表现出耳朵变白的症状。此外，一旦发现耳朵变白，就要警惕是否患上了慢性疾病。

【个案呈现】

中医认为，耳郭变白属寒证。如果全耳变白，则说明受了风寒，或寒邪直中；如果耳朵变薄、变白，则肾脏出了问题，患者生命重危；如果耳朵变厚、变白，则说明气虚有痰。慢性器质性疾病的阳性反应多呈白色点状，片状或呈点状白色边缘，红晕等。

耳朵的白色反应多为呈现片状不规则的白色隆起，光泽发亮、片状苍白或中央呈点片状白色，且边缘红晕。白色反应多见于慢性病，如慢性浅表性胃炎等。

3. 耳朵变黑警惕肾脏疾病

中医认为，“耳者，肾之官也。”耳朵如果变黑，就要警惕肾脏疾病；有时也见于剧痛患者。

【中医分析】

中医认为耳朵与肾有关。如果耳朵越来越干枯，多半是因为肾虚，此时男性还常伴有听力下降、耳鸣头晕等症状。而耳朵变黑也是肾气衰败之象，耳朵变黑的人多数还会有怕冷的表现，并且通常会有遗精、早泄的问题。

【疾病链接】

如果耳郭呈暗灰色，通常是患有陈旧疾病和肿瘤。肿瘤疾病的阳性反应多呈结状隆起，以暗灰色点状、片状形态出现。如果耳郭呈深褐色，-般是慢性病变，病愈后在相应的耳穴上呈现色素沉着。如果耳垂呈青色，通常是房事过多的表现。如果耳垂为焦黑、干枯，为肾精亏极的征象。如果耳垂为青黑，剧痛患者会出现这种症状，并且这些患者通常有肾水不足，或肾水寒极。如果耳垂纯黑，说明为肾实证;如果浅黑，则说明为虚证。

三、问耳感，知健康

耳朵除了以变形、变色作为疾病信号，向人们发出警告外，还有更明显的疾病信号，如耳疼、耳痒，耳鸣、耳聋等。当身体有了这些明显的症状时，疾病多已较深。所以，对于这些十分明显的信号更要慎重对待。

1. 耳朵疼警惕耳部病变

有一部分人会经常出现这样的情况。

（1）耳朵不时地会疼一下，但是过会这种感觉就会消失；

（2）耳朵总是有种压迫性的钻痛感；

（3）一只耳朵里面总是嘶嘶地疼，渐渐地发展成了两只耳朵；

（4）耳朵总是在乘坐飞机后开始发疼，还伴有耳闷、耳鸣等现象。

这些症状往往在开始的时候不太明显，但如果出现了明显的耳疼情况，就可能是耳部已出现病变，需要立刻到医院就诊，以免耽误病情。

【个案呈现】

刘先生是一名高级业务员，今年45岁。由于工作的原因，刘先生经常需要乘飞机出差。因为，业务越来越难做了，所以刘先生身上的压力自然也就越来越大。刘先生的身体一直十分健康，可是最近却出现了一个小小的问题，他的耳朵总是隐作痛。起初，刘先生只是一只耳朵疼，而且并不是经常性的。所以，他并没有太在意。

但是，渐渐地耳疼的次数越来越频繁。而且，有时耳朵会听不清楚，像隔了层塑料薄膜似的，使得刘先生不得不对这折磨人的耳痛注意起来。后来有一天，刘先生一起床，发现两只耳朵都在疼。于是，他抓紧到医院做了检查，结果令他大吃一惊。

原来，刘先生早就患有化脓性中耳炎及耳气压伤，并且由于一直没有进行诊断与治疗，已经耽误了最好的治疗时机。

【中医分析】

耳疼是指耳郭及耳内部发生的疼痛，是一种常见的症状，特别是儿童更常见。由于耳郭与外耳道皮肤紧贴在骨膜上，皮下组织很少，当发炎或炎性渗出物积聚时使压力和张力增大，刺激神经末梢而造成剧烈的疼痛。由于耳部神经分布十分广，且丰富，并与其他器官紧密联系。所以，其他器官一旦患上重病，就有可能引发耳疼。由于引发耳疼的病因不同，其疼痛性质也不同，如单侧或双侧耳朵出现剧痛、刺痛或钝痛感、跳痛、撕裂样痛、压迫性胀痛、针刺样痛等。

据统计，约有95%的耳痛患者是由于耳部局部病变而引发，5%的患者是由其他部位的病变引起的疼痛。由于耳部发病位置往往深而隐蔽，且疼痛可能会影响听力。所以，耳部疼痛，无论是初发还是继发于其他疾病，患者都应及时去医院就诊，切不可自己随便用药。

【疾病链接】

耳疼可见于化脓性中耳炎、耳气压伤、大疱性鼓膜炎、外耳道疖肿、耳部肿瘤等疾病。如果耳疼并有黄绿色分泌物，且耳内阻寒、耳闷和头部沉重感，并有时伴有听力减退、耳鸣等症状，则为化脓性中耳炎。如果耳疼且有堵塞感，多为耳气压伤。如果鼓膜及其邻近外耳道皮肤充满血清或出现血液疱疹，耳有闷胀感， 耳内突感剧痛和轻度听力障碍等，多为大疱性鼓膜炎。如果跳动性耳痛、听力减退等，并有脓性分泌物，且耳周伴有肿胀和压痛，则多为外耳道疖肿。如果耳朵缓慢发展得隐隐作痛，同时还伴有一些血性的分泌物，多为耳部肿瘤。同时，耳疼也是感冒的症状，而牙齿和牙龈的疾患也会引起耳疼。

【中医疗法】

大家知道如何来防止耳疼吗?注意以下几点，将有一定的效果。

（1）耳朵疼痛时，可以采取坐立姿势，这样可有助于消肿及缓解疼痛。或者嚼一片口香糖，可以利用肌肉活动来打通耳咽管，从而减轻疼痛感。睡觉时，将头部稍微垫高，这样也有利于缓解疼痛。同时，还要注意耳朵的保暖，耳疼时可将吹风机置于距离耳朵5～10厘米处，让暖气缓缓送入耳朵，可以有效缓解疼痛。

（2）如果乘飞机或火车时发生耳痛，可先吸口气，然后捏住鼻子，将空气挤入鼻腔内。如果听到啪的一声，说明耳内外压力平衡，这样就可以减轻疼痛。在飞机将要降落时，不要睡觉，以避免因耳朵不能够跟上气压的变化，从而导致耳朵不舒服。

（3）如果还不会说话的孩子一直哭闹不止，并且还一直摇头，用手摸耳朵或不让人碰耳朵，家长就要注意观察孩子的外耳道口是否有分泌物流出，同时测量一下体温，看看是否有发烧症状。若孩子的耳痛不是因为外耳道皮肤疖肿所引起，可用热毛巾热敷，以减轻耳疼症状。若是有分泌物，则不要随意给孩子掏耳，也不可随便往耳道里滴药。同时，还要检查一下孩子的听力是否已经受到影响，则可以站在孩子身后轻声呼唤他的名字，或做拍手动作，观察孩子是否有反应。

（11）在平时，应该保持耳朵干爽，尽可能不要使水渗入耳朵。不管是洗澡或游泳的时候，都要尽量避免耳朵进水。倘若进水，要立即用棉花将水分吸干。同时，在游泳时，应尽量不要使用过于紧的耳塞，避免在下降时耳内外压力不平衡，而引发耳疼。

（12）在日常生活中尽量不要躺着饮水或者食流质食物，以避免耳朵进水。

2. 耳鸣、耳聋警惕心脑血管疾病

你在平时会出现以下这些状况吗?知道这是什么原因造成的吗?

（1）家人在看电视，声音开得很小，但你还是对家人说："你们能不能把电视声音关小点，很吵。"

（2）对方说话，你总是听见有回声，很难听清。

（3）总是持续听见"叮——"这样的高音；或者持续听见"唔——""沙——" 这样的低音。

如果你有上述这些状况，就应该意识到自己是否有耳鸣。暂时性的耳鸣是我们大家在平时都经常会遇到的现象，但是如果长期耳鸣就需要相当注意了。因为，这可能是心脑血管疾病的征兆。（图6-3）

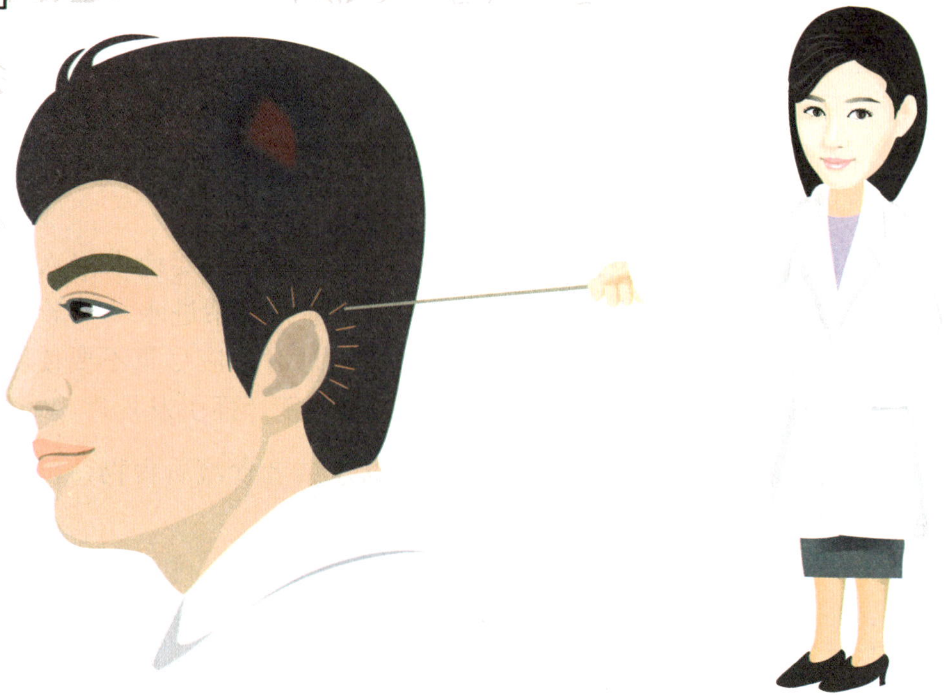

图6-3

【个案呈现】

“刘叔，给我来两瓶啤酒。”大张刚一下班，就在小区商店要了两瓶酒，还在门口的买菜点切了半斤牛肉。

大张可是这小区附近闻名的吃喝大王，走到哪儿吃到哪儿。可别说，这大张吃得还真是挺不错的，每天少说也得来上2斤肉、半斤酒。当然，这也与他的工作性质有一定的关系。大张是公司的公关经理，吃喝应酬是在所难免的，时间长了大张也就养成了习惯。每天不喝点儿、吃点儿，总觉得浑身难受。大张的这种逍遥生活让不少人羡慕不已，他自己也整日陶醉于这种乐哉生活。但是，好景不长。最近，大张也有了一个不小的烦恼。不知道是什么原因，最近耳朵总是嗡嗡地响，而且就因为这耳朵总是嗡嗡地响而给他惹了不少麻烦。

有一天，大张与老板到一个商会上去谈生意。

“张经理，你觉得我们这个提议怎么样？您是不是应该和贵公司老板商量一下，给我们一个八折的优惠。

大张这时耳朵正在嗡嗡作响，也没有听清楚对方说什么，只以为对方同意了和他们公司的合作，不知道还提出了这样一个要求，就糊里糊涂地应了。待知道之后又不好反悔，被老板根狠狠训了一下。这下大张可不能再忽视这耳朵嗡嗡作响的毛病了。于是，他立刻到医院做了一个检查，令人意想不到的是，年纪轻轻的大张竟然患有冠心病，并且有高血脂、高血糖的倾向。其中的大部分原因就是吃喝惹的。从这以后，大张再也不敢由着自己大吃大喝了。

【中医分析】

如果耳朵总是嗡嗡作响，伴随着腰疼和尿频，很有可能是肾功能衰弱的信号。而且，耳鸣的出现亦常是心血管系统存在隐患的征兆，是冠心病的重要信号。更进一步说，耳鸣的出现，说明此人极有可能患有全身性疾病，如肾病、肝胆疾病、糖尿病、结核病、慢性支气管炎等导致全身功能紊乱时，也会出现耳鸣症状。

【疾病链接】

耳鸣可能表示肾功能衰竭、冠心病、鼻咽癌等。此外，耳鸣也可能是更年期综合征的预兆，特别是休息不好的人更加严重。

【中医疗法】

生乌头疗法

原料：生乌头1个。

用法：挖一个生乌头，趁还湿时，削成像枣核大小的，然后塞入耳内。每天换2次，2~3日就会有较好的效果。

功效：主要治疗耳鸣兼耳痒的患者，此类患者耳内有流水风声，如果不及时治疗则会转化成耳聋。

生地黄疗法

原料：生地黄适量。

用法：将生地黄直接堵塞耳中或者煨熟再用，每天换数次。

功效：治疗耳鸣、耳聋。

栗子核桃粉

原料：栗子、核桃仁各等份。

做法：取栗子炒熟去皮，再将核桃仁炒熟，共同捣碎后服用

功效：补益肝肾，养血益气。主要治疗肾精亏损型耳鸣，声细小如蝉鸣，午后及夜间加重，缠绵不愈，并伴有头晕、腰膝酸软、遗精等症状。

黄花菜瘦肉汤

原料：黄花菜50克，瘦猪肉150~200克，盐、味精等各适量。

做法：黄花针菜、瘦猪肉共剁成酱，加盐、味精等调味品，放碟上摊平。隔水蒸熟，佐膳食用，每周2次，长期服用。

功效：可以补肾养血，对肾虚耳鸣者十分有效。

3. 耳朵流脓警惕发炎

你遇到过这些情况吗?

（1）耳道时常会有黄色液体流出，而且伴有痒痛感。

（2）耳道总是流血。

（3）耳道总是流脓，而且耳朵发热。

你在遇到以上这些情况时会如何做呢？切不可对这些症状不予理会。要知道，这和你的健康是息息相关的。

【个案呈现】

刘强特别喜欢游泳，尤其是到了夏天。一下班，刘强就喜欢在游泳池里待着，觉得这样特别舒服，不仅能够缓解疲劳，还能够赶走闷热。但是，刘强却不知道，就是他这项爱好给他带来了不少的麻烦。

以前刘强的耳屎总是比别人多，隔两天就要掏一下，但是因为觉得不是什么大问题就没有注意。可是，最近出现的问题不得不让他注意了。

这天刘强带着儿子小明一块去游泳， 他们尽兴地游了个够。正在上岸的时候，小明突然看到刘强的耳朵边好像有什么东西。

“爸爸，你的耳朵里面好像有什么东西。”

“咦，东西?不会吧，我们才刚从水里出来，应该干干净净的，怎么会有什么东西呢?”

看到刘强不相信，小明就用手摸了一下刘强的耳朵，将那些东西粘在手指上。

“你看，这是什么?”

刘强看到儿子手上确实有一些脏东西，黄色的还黏黏糊糊的。但是，这是怎么回事呢？而且，这时刘强还感觉耳朵有点不太舒服。于是，他们赶紧穿了衣服，到医院做了检查。原来刘强竟然因为游泳时总是往耳朵里进水，而在不知不觉中患了中耳炎。

【中医分析】

耵聍就是通常所说的“耳屎”，它是外耳道软骨部皮肤耵聍腺分泌的淡黄色黏稠物，具有保护外耳道及黏附灰尘或异物的作用，干燥后成黄色蜡样屑片，可随人的咀嚼动作自行排除。但是，如果耳中的分泌物过多或排出为液体，就不是耵聍那么简单了。如果出现这种情况，不可等闲视之，因为有可能是某些疾病的征象。通常耳朵流出的液体的性状为油脂状的，被称作油脂性耵，俗称油耳朵；水样的，耳道湿疹溢液呈现黄色，大疱性鼓膜炎破裂呈血性水；腥味的黏脓多为单纯性中耳炎，臭脓为胆脂瘤型中耳炎。

【疾病链接】

耳朵流脓，可见于急性化脓性中耳炎、外耳道发炎、慢性化脓性中耳炎、急性乳突炎、鼓膜破裂、外耳恶性肿瘤等。如果耳朵流脓，同时全身不适、烦躁不安、内耳剧烈疼痛、听力衰退等，则说明是急性化脓性中耳炎。如果是出现耳朵流液，并伴有严重耳痛，且在咀嚼、张口或打呵欠时疼痛加重，则有可能是外耳道发炎所致。如果听力衰退、耳内长期或间歇流脓及鼓膜穿孔等，则说明是慢性化脓性中耳炎。如果耳后皮肤潮红、轻度肿胀、压痛、耳朵流脓等，则说明是急性乳突炎。如果耳鸣、耳疼，外耳流出少量血液，听力衰退，则说明是鼓膜破裂。

第七章 嘴唇：疾病的信号灯

所有的食物都要从嘴进入身体。嘴是消化系统的起端，是身体营养物质的入口。嘴唇对于女性来说，还是一个体现性感的部位。健康的红唇，让人显得更加精神。同时，嘴唇也是一个人健康状况的信号灯。

一、看唇色，知健康

嘴唇位于头部较为显露的部位，女性化妆时，涂口红也是作为一个重点进行的。嘴唇的颜色变化显而易见，对于望诊来说，有着十分重要的作用。正常人的唇色应呈现健康润泽的红色，若嘴唇颜色异常，则说明身体有疾病。

1. 嘴唇发紫警惕心脏疾病

冬天寒冷的时候，人会被冻得嘴唇发紫。但除此以外，有些人的嘴唇会变紫，就是疾病的征兆了。一般嘴唇变紫，需警惕心脏疾病。

【中医分析】

中医认为，“口唇以开合为用， 为心之外户；声音从口出，饮食从口入，为脏腑之要冲。”以经脉而言，手阳明大肠经、足厥阴肝经、冲脉、任脉等人体重要的经脉都与嘴有直接的关系。所以，这些经脉和脏器的疾病都能够通过嘴唇反映出来。

如果唇色发紫，则多为胃气虚寒，可见血瘀之证。（图7-1）

【疾病链接】

唇色紫绀而干焦，说明内有瘀热。而如果下唇黏膜上出现紫红色斑块，不管大小，都需要高度警惕，很有可能是消化道癌症。嘴唇暗色紫或淡紫色，说明瘀血停内，多有外伤或内伤。唇色突然变紫或变黑，则说明瘀血攻心。

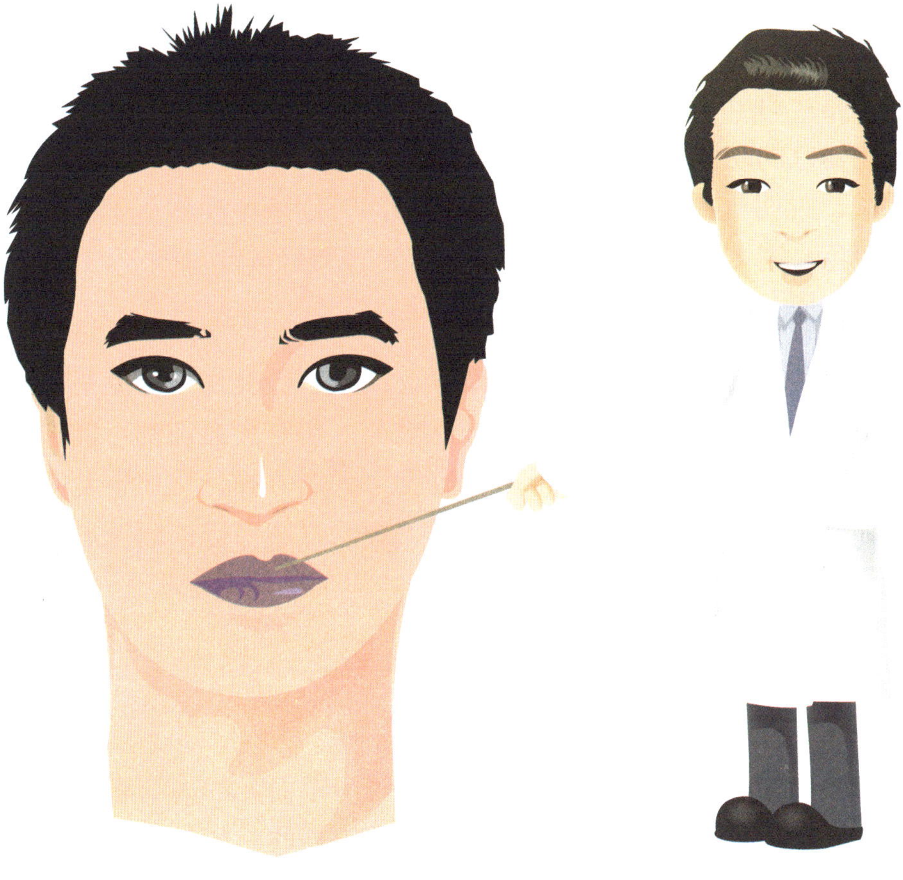

图7-1

2. 嘴唇发白警惕消化系统疾病

在日常生活中，大家经常见到一些体虚、贫血或失血过多的患者唇色苍白。可见，唇色变白是一种不健康的颜色。如果发现自己或家人唇色苍白，就要警惕消化系统疾病。

【中医分析】

中医认为，“口唇为肌肉之本，脾之官。脾主口，开窍于口，其华在唇。”唇为足阳明胃经之脉，所以口唇和脾胃关系密切。脾胃是人体的消化器官，是人生后天之本，主人体的气血生化，对全身的正常生理活动都有着重要的作用。所以，嘴唇不但反映了脾胃等消化器官的功能状况，更是对全身功能状况的一个反映。 如果嘴唇红润，说明气血充盈，营养状况较好，否则就说明气血不足。泛白的唇色，则多是由营养失调、起居不良或慢性疾病导致。

【疾病链接】

嘴唇是最能反应血液颜色的部位。如果唇色变浅，可能是血红细胞不足、贫血；如果唇色淡白，为虚证，所有失血证都可能造成唇色变白。唇色变白还可见于用力过度、大病亏损、气血不复等。上唇部苍白，多见于大肠病，如腹胀、腹泻、腹痛等；而下唇苍白多见于胃病，患者常有胃痛、上吐下泻、胃部发冷的症状。

3. 嘴唇发青警惕中毒

在影视作品中，大家会注意到，一些中毒而死的人嘴唇往往呈现出发青、发黑的颜色，这是有一定科学依据的。如果在日常生活中，人的嘴唇变青，则需要警惕血液缺氧，或者是食物中毒。

【中医分析】

中医认为，唇色发青，主寒，主痛，表明患者有极痛证。青而淡者为寒，淡白而黑者为寒甚，青而深者主痛，唇口俱黑者为冷极。唇色惨黑，则气血大亏。 （图7-2）

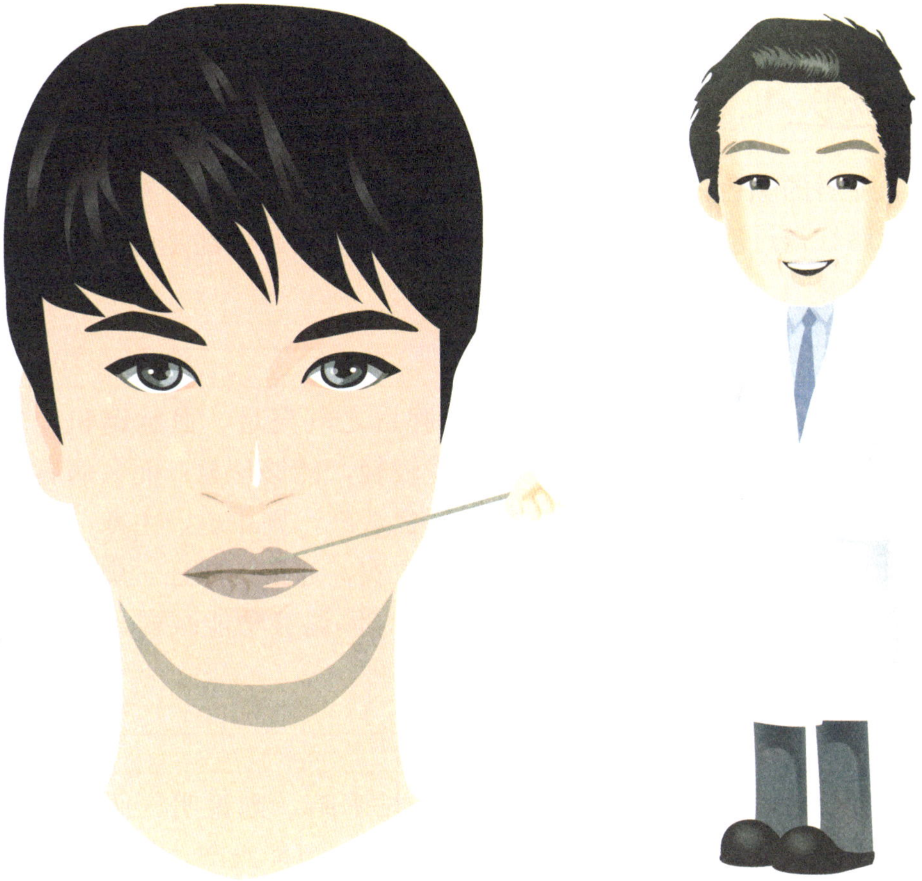

图7-2

【疾病链接】

唇色暗黑的人，常因为消化系统功能失调，即便秘、腹泻、头痛、失眠等。由血液循环不良导致的口唇青紫，多发于血管性疾病患者，如中风、肺心病及血管栓塞等。同时唇色发黑也有消化系统的问题。如果唇色黯黑而浑浊，则有腹泻、食欲不振、便秘等症；如果唇上有黑色斑块，则是肾脏功能不全，患者会有疲倦、恶心、厌食、呕吐等症状。

4. 嘴唇发红警惕肺部疾病

嘴唇的颜色在正常情况下，多为红色，但红色也是有度的。如果嘴唇红得过度，则是疾病的信号。通常，嘴唇过红是由肺热或胃热导致的。

【中医分析】

中医认为，“红润的唇色表明脾胃之气充足、血脉调和。”若患病的人口唇红润有血色，则病情较轻，能够痊愈；而久病唇红者，则病情较重，难以痊愈。如果唇色淡红，则主虚、主寒，常见气血亏损；如果唇色深红，则主热、主实，通常为热证。虚热是由体内水分减少引起的。当体温上升，身体调节功能减弱，两颊和唇、舌就会局部变红。

【疾病链接】

若唇色只能隐隐看见红色，且干枯晦暗，则说明气血损耗太大，往往为顽症。孕妇若出现唇色淡红，则可能难产。如果上下唇都深红，则为心热，唇深红而呕吐为胃热。如果唇色深红，两腮发红，眼睛含泪，咳嗽喷嚏，可能要发痘疹。男性唇色鲜红如火，并且经常口苦咽干，可能是肝火太旺、脾气太急。如果唇色黑红，则多数是因为大肠有问题，同时还有喉咙不畅、耳鼻不通等症状。唇色暗红为寒证，多见于心肺功能不全或缺氧之时，需要尽早去医院就诊。唇色鲜红如胭脂，说明肠道内有蛔虫。唇色呈樱桃红，而且神志模糊、步态不稳、昏迷、呼吸和心率加速，说明一氧化碳中毒。如果唇色深红，还可能是肺炎、肺心病伴心力衰竭及哮喘发作。

二、看唇形，知健康

古人用樱桃小口来形容美女的唇形，而现代人则对性感的厚唇情有独钟。由此可见，唇的形状对于一个人来说十分重要。唇形不仅能够表明一个人的性格，而且唇形的改变还能够预测疾病。

1. 嘴唇歪斜警惕脑血管疾病

如果出现嘴唇歪斜，常为脑溢血、脑梗死的警讯，需要格外当心。同时，还要预防中风发生。特别是伴有剧烈难忍的头痛、眼睛斜视和眼球运动异常等情况时，更是要多加警惕脑血管疾病。

【中医分析】

嘴角呈左或右歪斜之状者，称为“口僻”，是肝经风痰阻络所致，多见于中风患者。脑溢血是脑血管破裂引起的脑实质出血和脑梗死，一般会出现意识丧失和运动麻痹。病情危重或处理不及时，就可能造成死亡。（图7-3）

【疾病链接】

其他唇形变化也能够预示身体的健康状况。

○口张开而不能闭，主虚证。大张着口，气只出不进，则肺气将绝。口张如鱼口，不闭上，则脾气将绝。中风患者大张着口，为心气将绝。

○口闭不开，牙关紧闭，且抽搐者，为惊风；口闭而半身不遂，为中风入脏，病情十分危险。

○口唇上下摇动，为阳气不振所致，多见于疟疾。

○口开合不能自控，为胃气将绝。

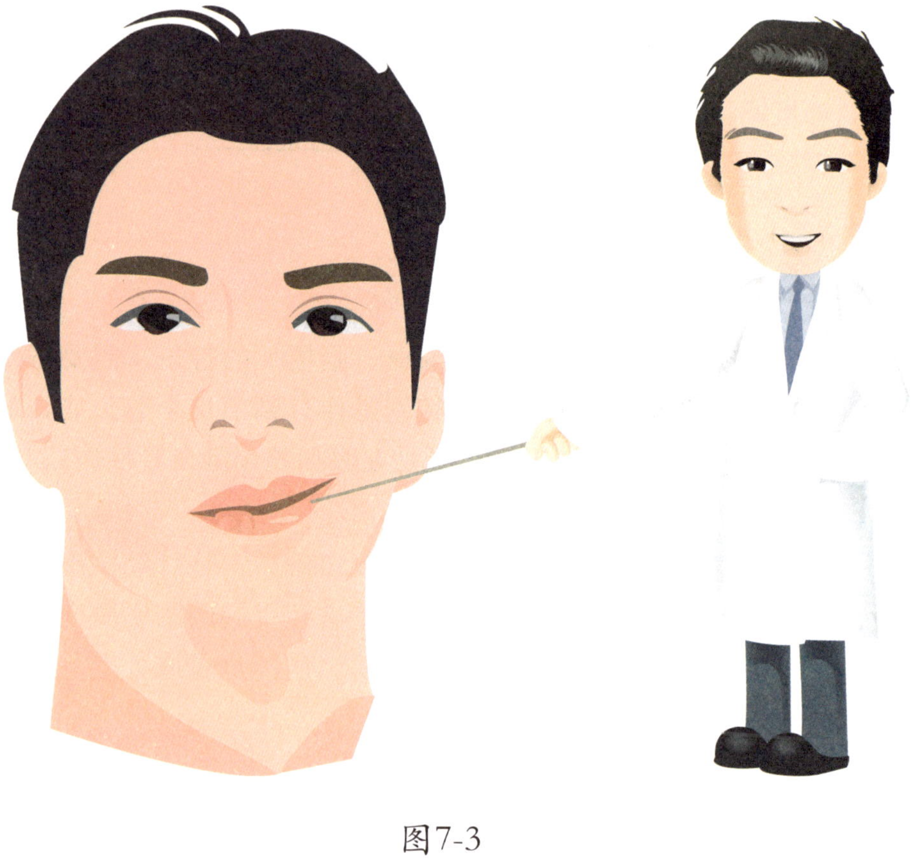

图7-3

2. 嘴唇变厚警惕消化系统疾病

正常的期唇有定的厚度， 但如果嘴唇突然间肿胀变厚，则可能是疾病的征兆，且一般多为消化系统疾病。

【中医分析】

嘴唇变厚多为肿胀，而肿胀有虚实之分。若红赤而肿，多为实热证；若白而肿胀，多为虚寒证。

【疾病链接】

若口唇俱赤肿，则肌肉热甚。上唇肿大而下唇细小者，多为腹胀。唇舌皆肿大，大便赤泄，尿血足肿者，为肉绝。唇肿赤焦黑者，为脾、肾绝。口唇突发肿胀，无红赤，无疼痛，则多为血管神经性水肿。下唇变厚，则说明肝脏不好或膀胱有问题。上唇肿也可为过敏反应。嘴唇肿胀，还可能是由于胃寒或是胃痉挛，可多吃些暖胃的食物。如果感觉嘴角刺痛，甚至红肿破裂，很可能是早期胃炎的预警。当胃壁黏膜处于疲劳状态时，会引发内热，从而导致嘴角红肿。

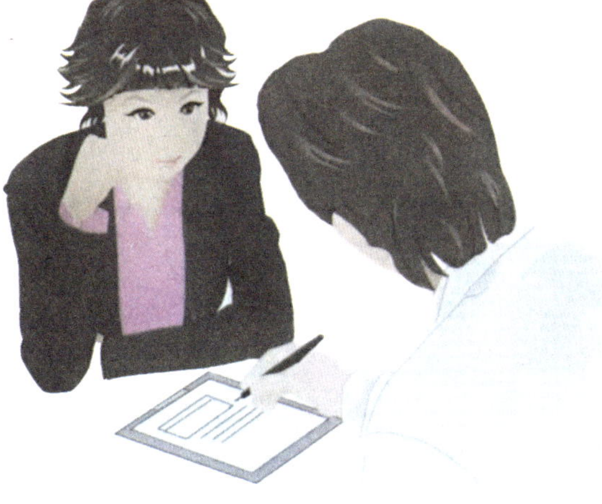

3. 其他唇形异常

唇形的变化除了以上几种外，还有一些其他变化。对于这些变化，要对症分析，才能对自己的健康状况有更好的把握。

○如果口角有裂纹说明此人可能有神经性皮炎，也可能是患上了糖尿病。

○如果嘴唇呈荷包状，说明皮肤、血管和内部器官的结缔组织发炎。

○如果嘴唇撅起，说明此人可能患有胰腺炎。（图7-4）

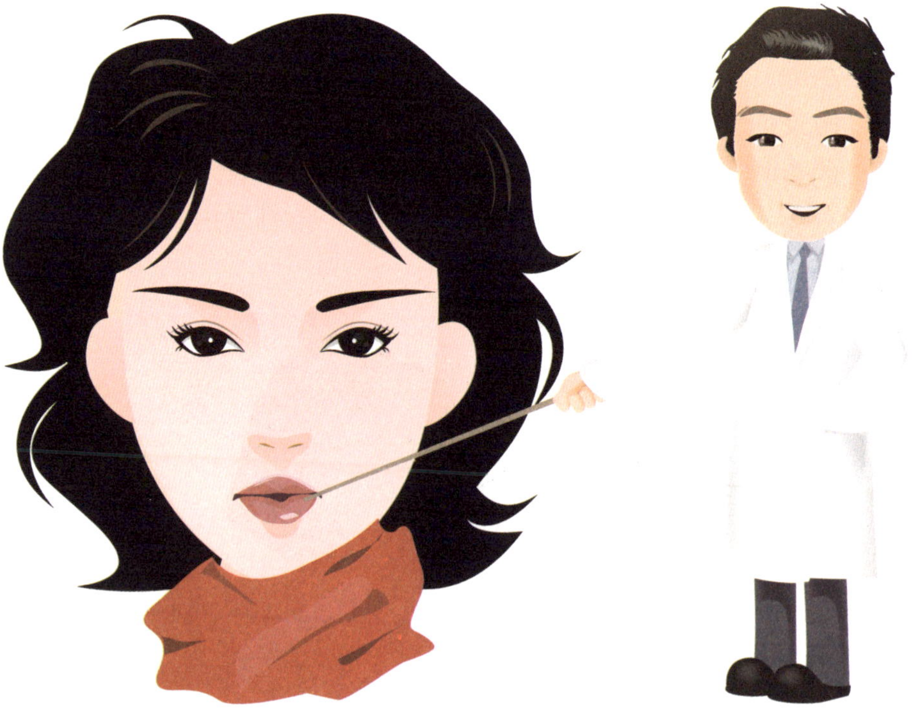

图6-7

○如果嘴唇干燥，则有可能是消化道黏膜和胃有问题。唇炎也可能导致嘴唇干燥，表现为脱屑、 皲裂、进食刺激性味道的食物时会疼痛。此外，大量饮酒或慢性胃炎患者，也容易出现嘴唇干燥的症状。（图7-5）

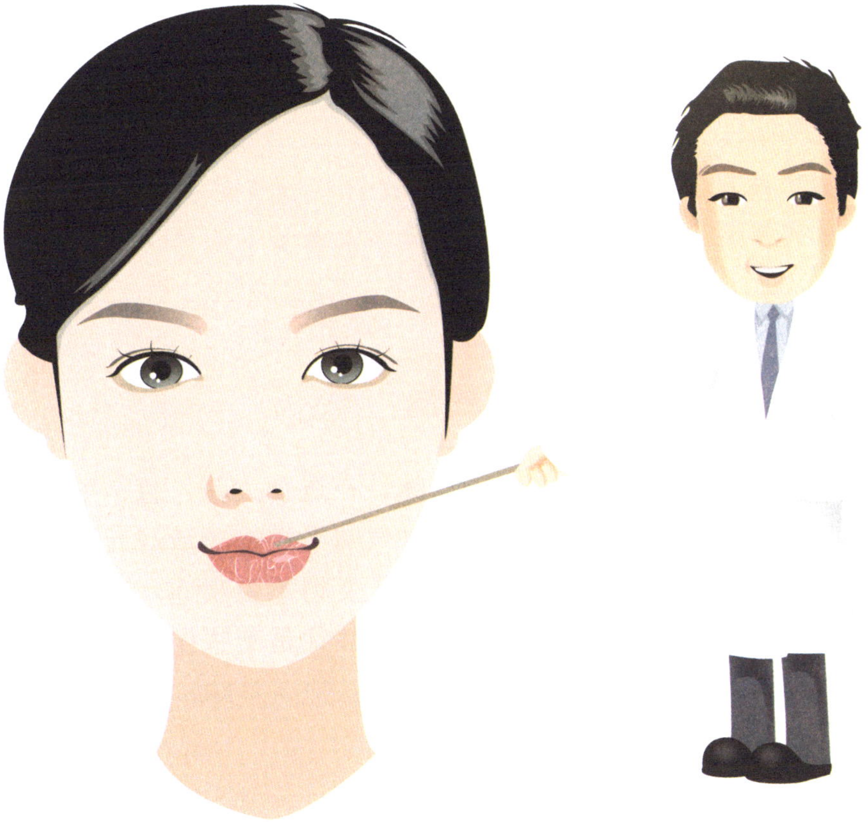

图6-8

三、问唇感，知健康

当疾病来袭时，口唇也会向人体传达一定的感觉，如口臭、味觉消失等，这些感受也是感知疾病的重要依据。

1. 口臭警惕全身性疾病

正常人口腔中几乎都有一定的气味，在进食大蒜、葱、羊肉等食物后，口腔中的气味会加重，但这种气味经过洗漱清洁后就会消失，不属于病态的口臭。口臭不但会让人变得不受欢迎，还会影响人的正常生活、交际和工作。其实，口臭往往是某些疾病的信号。如果出现了口臭问题，当务之急不是想办法掩盖臭味，而是找出疾病原因，对症施治。（图7-6）

【中医分析】

口臭是一个比较复杂的问题，很多原因都可能导致口臭。一部分原因是由不良的饮食、卫生、作息等习惯引起的，还有一些则是由疾病引起的。中医认为，口臭是因为内“热”引起的。有些人饮食偏好甘酸、肥腻，经常食用甜食和油炸食品，造成肺和大肠积热，从而形成口臭。因此，口臭患者在饮食上最好选择清淡食物。约有六成以上的口臭是由牙齿疾病引起。当细菌侵入牙根与牙龈间的缝际，繁殖后将引发牙龈炎，从而生出较臭的口气。另外，口腔清洁不彻底，长期便秘也会造成口臭。

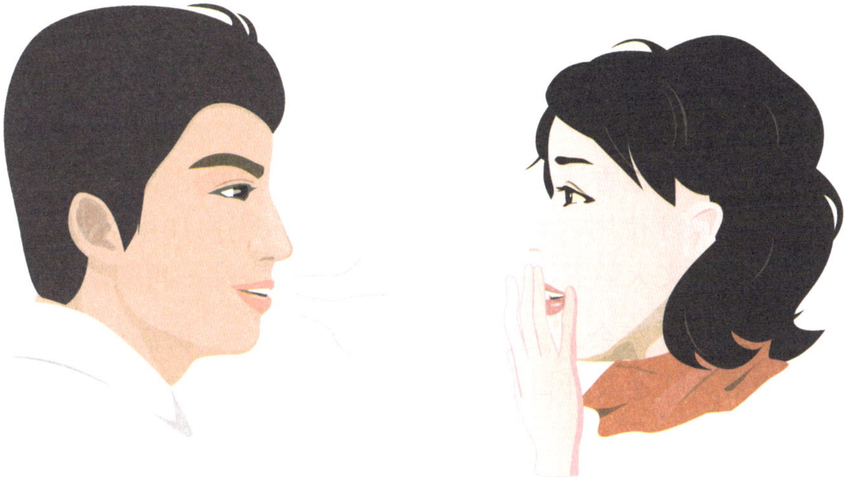

图6-9

【疾病链接】

口臭可能是口腔疾病引起的，如牙周病、口腔溃疡、龋齿、口腔肿瘤等。这些疾病引发的口臭有食物味和腐败味的特点，较易识别。一般情况下，这类口臭可以通过自测的方式察觉。将左右两手掌合拢并收成封闭的碗状，包住嘴部及鼻头处，然后向聚拢的双掌中呼一口气后紧接着用鼻吸气，就可闻到自己口中是否有异味。

口臭还可以预见消化道疾病，这种口臭多为酸馊味；因肝功能衰竭引起的口臭，多为鼠臭味；因上消化道出血或支气管扩张等症引起的口臭，多为血腥味；因胃及十二指肠溃疡引起的口臭，多为腐败味；因肠结核、胆囊炎、肝炎、食管癌、胃癌、胰腺癌等引起的口臭，则为腐败或血腥味。

另外，一些全身性疾病也可能出现口臭症状。如患有肾功能衰竭症的人呼出的气体，多为尿臊味；磷中毒患者呼出的气体，多为大蒜味；而糖尿病患者的口中，总会有种苹果味。

【中医疗法】

藿香粥

原料：藿香15克(鲜品30克)，粳米50克。

做法：将藿香洗净，放入铝锅内（一定要用铝锅），加水煎5分钟，弃渣取汁待用。再将粳米淘洗净，入锅内加水适量，置武火上烧沸，再用文火熬煮，待粥熟时，加入藿香汁，再煮沸即可食用。

功效：《医余录》言此粥方有“散暑气，辟恶气”之功，并兼有治脾胃、吐逆及开胃进食之效。

薄荷粥

原料：鲜薄荷叶30克（干品15克），粳米50克。

做法：将鲜薄荷叶洗净，入锅内加适量水熬，弃渣取汁待用。将粳米淘净，加适量水煮至米熟，再加入薄荷叶汁，煮沸即可食用

功效：《医余录》言此粥方有“通关节、利咽喉、令人口香”之功。

竹笋银耳炒鸡蛋

原料：竹笋（鲜竹笋为佳）200克，银耳20克， 鸡蛋1个。

做法：竹笋入水浸泡，洗净；银耳浸泡，去蒂；鸡蛋去壳搅匀。起油锅，投竹笋银耳炒熟，再入鸡蛋糊，加盐、味精炒热即可。

功效：清胃泻火、健脾和胃，适用于胃热上蒸型口臭。

决明子炖茄子

原料：决明子10克，茄子2个。

做法：决明子水煎取汁备用。茄子油炒，入决明子汁、食盐、酱油、豆油、味精适量，炖熟。

功效：清热通便，还可降脂减肥，适用于肠胃食积型口臭。

柠檬水

饮清水可令口腔保持湿润，在水中加上一片柠檬，能刺激唾液分泌，减少因鼻塞、口干或口腔内残余食物引起的口臭。

茶叶

茶叶中所含的多酚能杀死导致口臭的细菌。除了抑制这种细菌生长之外，红茶中的多酚还可以抑制这些细菌制造的难闻化合物，双管齐下，保持口腔健康和口气清新。

2. 味觉丧失警惕心脑血管疾病

人在生病的时候往往会出现味觉丧失，即辨别不出味道。而正常的情况下，人们能够通过舌头上的味蕾来感受各种味道。有人认为这对于正常的生活并无影响，往往不够在意。其实，这是一种误解。因为味觉丧失会导致偏食和食欲不振，引起营养不良。而且，有些则是疾病的症状，不可大意。只有及时找出原因，加以治疗，才能够防止疾病加重。（图7-7）

【中医分析】

有些人的味觉丧失表现为彻底丧失味觉，即什么味道都尝不出，而有些人则仅仅是某些味道无法感受，还有的人则是对什么都感觉到怪味道。一般口腔黏膜萎缩或其他口腔疾病，可造成味觉丧失。另外，抑郁症、精神分裂症、老年性痴呆、脑血管病所致精神障碍、神经性厌食等精神性疾病也会导致味觉障碍；而在糖尿病、甲状腺肿大、青光眼、肿瘤的患者中，味觉丧失的患病率要远远高于其他人群。此外有些人锌摄入量不足也会导致味觉丧失，还有些人则是因为味蕾受到破坏而导致的味觉障碍。

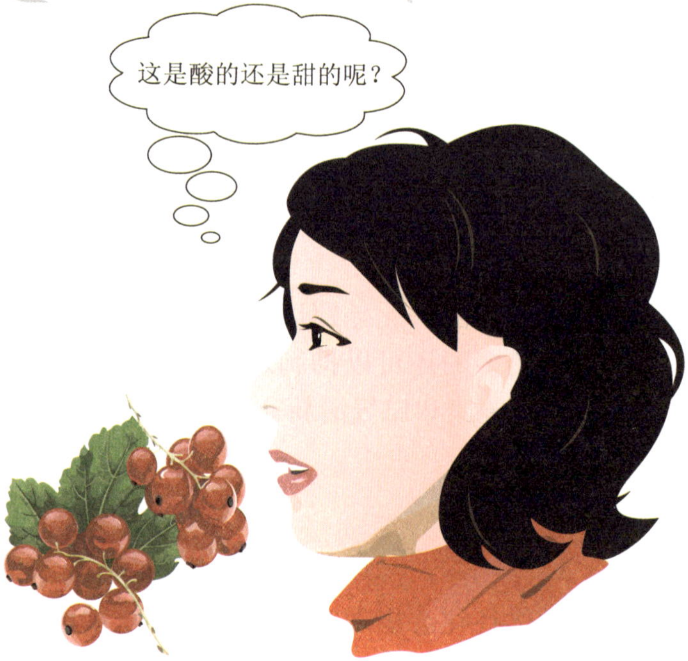

图7-7

【中医疗法】

为了避免味觉丧失，可通过以下方法进行预防。

（1）饮食清淡

多吃清淡的食物，如南瓜、西瓜、芹菜等。

（2）不烫食

吃饭细嚼慢咽，不吃很烫的食物，防止味蕾被烫伤。

（3）情绪平和

脾气暴躁容易导致各种神经问题，为了避免动怒，就要保持心胸豁达、情绪平稳。